Naveen Srinivas
Ketki Sali

Dor orofacial

AF376643

Naveen Srinivas
Ketki Sali

Dor orofacial

ScienciaScripts

Imprint

Any brand names and product names mentioned in this book are subject to trademark, brand or patent protection and are trademarks or registered trademarks of their respective holders. The use of brand names, product names, common names, trade names, product descriptions etc. even without a particular marking in this work is in no way to be construed to mean that such names may be regarded as unrestricted in respect of trademark and brand protection legislation and could thus be used by anyone.

Cover image: www.ingimage.com

This book is a translation from the original published under ISBN 978-3-659-22475-1.

Publisher:
Sciencia Scripts
is a trademark of
Dodo Books Indian Ocean Ltd. and OmniScriptum S.R.L publishing group

120 High Road, East Finchley, London, N2 9ED, United Kingdom
Str. Armeneasca 28/1, office 1, Chisinau MD-2012, Republic of Moldova, Europe
Printed at: see last page
ISBN: 978-620-7-91816-4

Copyright © Naveen Srinivas, Ketki Sali
Copyright © 2024 Dodo Books Indian Ocean Ltd. and OmniScriptum S.R.L publishing group

Introdução

A dor é provavelmente a sensação mais básica e primitiva. Sempre lhe foi dada grande importância na prática dentária. Ainda hoje, a dor de dentes continua a ser uma das razões mais comuns pelas quais as pessoas procuram ajuda dentária, embora atualmente existam muitas queixas sobre outros tipos de dor orofacial para além da dor de dentes.

Mais de um terço da população mundial sofre de dores persistentes ou recorrentes. A dor crónica está associada a doenças como lesões nas costas, enxaquecas, artrite, herpes zoster, neuropatia diabética, síndrome da ATM e cancro. Muitas das terapias para a dor atualmente disponíveis são inadequadas ou causam efeitos secundários desagradáveis ou prejudiciais. [1]

Quando a área orofacial é afetada, a dor pode ter uma importância ainda maior para o doente devido ao significado psicológico da face. Embora a dor seja uma experiência comum, é difícil de definir. A dor pode ser simplesmente descrita como aquilo que dói. Uma vez que a dor é uma experiência muito pessoal, é frequentemente acompanhada por complexos aspectos psicológicos e físicos. Não pode ser medida com exatidão. Pode ser fortemente influenciada por factores emocionais, mentais, biológicos e culturais.[2]

A dor orofacial é, por definição, uma dor que tem origem nas estruturas orais e é acompanhada de dor facial. A área facial inclui a região delineada como a linha orbita-matal, acima do pescoço e à frente das orelhas. No entanto, a região craniofacial tem uma elevada densidade de estruturas anatómicas e a dor irradia frequentemente de uma área para outra. Por conseguinte, o doente com dor orofacial pode procurar a ajuda de vários especialistas.[3]

A dor orofacial (DPO) é um sintoma de uma vasta gama de doenças. Enquanto sintoma, pode dever-se a uma doença das estruturas orofaciais, a uma perturbação músculo-esquelética ou reumática geral, a uma doença do sistema nervoso periférico ou central ou a uma perturbação mental; ou a dor pode dever-se a outras fontes (por exemplo, musculatura cervical ou patologia intracraniana). Algumas destas condições são facilmente reconhecidas e tratadas, enquanto outras não podem ser classificadas e não respondem aos tratamentos actuais. As possíveis causas da dor orofacial são diversas e atravessam as fronteiras de muitas disciplinas médicas e dentárias. Muitas vezes, é necessária uma abordagem interdisciplinar para efetuar um diagnóstico e proporcionar um tratamento.[3]

CAPÍTULO 1 DEFINIÇÃO DE DOR:

Não existe uma definição simples de dor.

1) "A dor é uma experiência emocional desagradável que é normalmente desencadeada por um estímulo nocivo e transmitida através de uma rede neural especializada para o sistema nervoso central, onde é interpretada como tal".

Definição da Associação Internacional para o Estudo da Dor

2) A dor é uma sensação mais ou menos localizada de desconforto, sofrimento ou agonia causada pela estimulação de terminações nervosas específicas".

Dicionário Médico de Dorland (1974)

3) A dor é uma sensação desagradável que é percepcionada como emanando de uma região específica do corpo e é normalmente causada por processos que danificam ou podem danificar os tecidos do corpo". Por outras palavras, a dor é um fenómeno somatopsíquico. Campos (1987)

4) A dor é uma experiência sensorial e emocional desagradável associada a uma lesão real ou potencial dos tecidos ou descrita em termos dessa lesão". Foi acrescentada uma nota a esta definição para sublinhar a natureza subjectiva da dor, que a distingue da simples estimulação dos nociceptores.

Taxonomia (1986) da Associação Internacional para o Estudo da Dor (IASP)

O elemento mais importante no tratamento dos problemas de dor de um doente é compreender a função normal do sistema. Isto aplica-se ao tratamento de qualquer doença.

O processamento funcional da dor pode ser dividido, grosso modo, nestas categorias.

1.   Transdução: É o processo pelo qual os estímulos nocivos conduzem à atividade eléctrica nas terminações nervosas sensoriais correspondentes.

2.   Transmissão: Refere-se aos processos neurais que dirigem o input nociceptivo para o SNC para um processamento adequado. .

Modulação: é a capacidade do SNC de controlar os neurónios transmissores da dor (diminuir ou aumentar a entrada nociceptiva).

Perceção: Ocorre quando a informação nociceptiva chega ao córtex.

Estruturas neurais (neurónio)

Um nervo é uma estrutura semelhante a um tendão que transmite impulsos eléctricos e químicos. Tem uma bainha de tecido conjuntivo, o epineuro, e cada feixe nervoso está rodeado por uma bainha, o perineuro.[4]

As fibras nervosas individuais são constituídas por um feixe central de neurofibrilas numa matriz chamada axoplasma, que é envolvida por uma membrana plasmática chamada axolema. As fibras nervosas são cobertas por um tecido celular, o neurolema, e por vezes as fibras também têm uma camada de tecido adiposo, a bainha de mielina. A mielinização aumenta a condutividade das fibras nervosas.

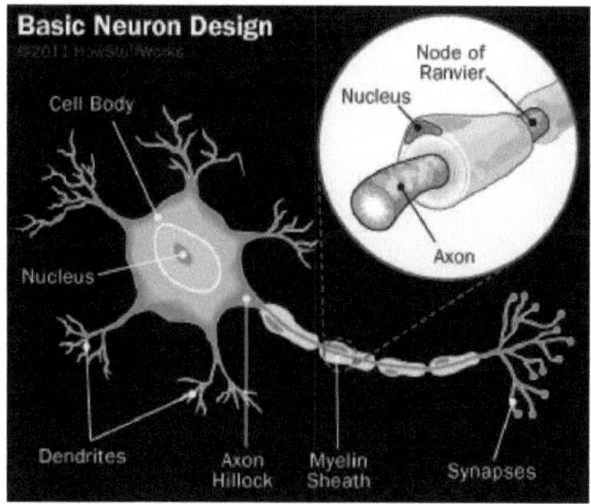

A unidade estrutural do sistema nervoso é o neurónio. É constituído por uma massa de protoplasma denominada corpo da célula nervosa (pericárdio). Os prolongamentos protoplasmáticos do corpo da célula nervosa são chamados dendritos, uma extensão ramificada e ramificada que conduz os impulsos para o corpo celular. Um axónio ou cilindro axonal é o núcleo central que constitui a parte condutora de uma fibra nervosa. Consoante o número de axónios, o neurónio é unipolar, bipolar ou multipolar.

Uma sinapse é uma junção onde o processo de dois ou mais neurónios está muito próximo. Os impulsos nervosos são transmitidos de um neurónio para outro através destas

junções.
Neuroanatomia funcional

A informação proveniente do tecido exterior ao SNC tem de ser transmitida para o SNC e para os centros superiores no tronco cerebral e no córtex cerebral, onde é interpretada e avaliada. Os centros superiores enviam então impulsos através da medula espinal e de volta à periferia para um órgão eferente.

Os neurónios aferentes primários recebem um estímulo de um recetor sensorial. Este impulso é conduzido dos neurónios aferentes primários através da raiz dorsal para o SNC, onde faz sinapse com um neurónio secundário no corno dorsal da medula espinal. O impulso é então conduzido pelos neurónios de segunda ordem através da medula espinal para a via espinotalâmica anterolateral, que ascende aos centros superiores.

Alguns circuitos neuronais transmitem impulsos dos receptores sensoriais através dos neurónios aferentes primários para o SNC e fazem sinapse com um interneurónio. Este interneurónio, por sua vez, faz sinapse com um neurónio motor eferente que conduz de volta do SNC para o órgão eferente, por exemplo, um músculo. Um circuito formado por uma cadeia de neurónios de tal forma que a estimulação é seguida por uma resposta imediata e automática é conhecido como arco reflexo.[4]

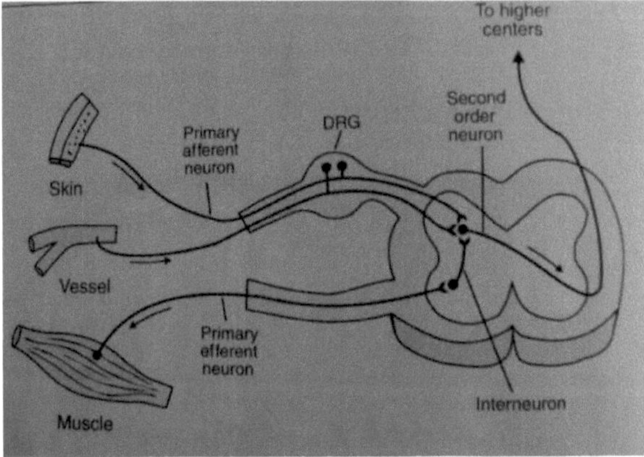

DRG - Gânglio da raiz dorsal.

RECEPTORES SENSORIAIS :

Nas extremidades distais dos nervos aferentes (sensoriais) encontram-se receptores sensoriais especializados que reagem a estímulos físicos e químicos. Uma vez que estes receptores tenham sido suficientemente estimulados, é gerado um impulso no neurónio aferente primário, que é transmitido centralmente para o SNC. São específicos para determinados tipos de estímulos. [4]

Podem ser classificados em três grupos principais

1) Enteroreceptores
2) Proprioceptores
3) Interoceptores

Exteroreceptores :

♦ Estimulados pelo ambiente externo imediato, fornecem informações a partir da pele e da mucosa.

♦ A maior parte dos impulsos que emanam destes receptores são percebidos a nível consciente.

Proprioceptores :

Receptores sensoriais que fornecem informações sobre a presença, a posição e os movimentos do corpo a partir das estruturas do sistema músculo-esquelético.

Os impulsos que emanam dos receptores são percebidos abaixo do nível consciente, mesmo que muitas sensações possam ser voluntariamente trazidas à consciência.[4]

Inter-receptores :

Trata-se de receptores sensoriais que estão localizados nos intestinos (sistema de alimentação) do corpo e que transmitem impulsos a partir daí.

Os impulsos que emanam destes receptores funcionam abaixo do nível consciente. (funções involuntárias que têm origem no corpo).

Nociceptores :

São receptores responsáveis pelo reconhecimento de danos nos tecidos. Existem dois tipos de receptores

1) Nociceptores mecano e termossensíveis da fibra C: Localizam-se exclusivamente no tecido cutâneo e desencadeiam uma sensação de ardor quando estimulados.

2) Nociceptores mecano-sensíveis e termossensíveis da fibra A: provocam dores lancinantes, agudas e dolorosas. [5]

NEURÓNIOS DE PRIMEIRA ORDEM :

Cada recetor sensorial está ligado a um neurónio aferente que transmite os impulsos ao SNC.

♦ As fibras maiores conduzem os impulsos mais rapidamente e as fibras simultaneamente maiores são designadas por fibras A e as mais pequenas por fibras C.

♦ As fibras A dividem-se em fibras alfa-beta-gama e outras fibras de acordo com o seu diâmetro.

Nerve fibers	Diameter	Velocity
Type A fibers		
α- fibers	13 to 20 μm	70 to 120 m/s
β - fibers	6 to 13 μm	40 to 70 m/s
Gamma fibers	3 to 8 μm	15 to 40 m/s
Delta fibers	1 to 5 μm	5 to 15 m/s
Type C fibers	0.5 to 1 μm	0.5 to 2 m/s

Assume-se geralmente que existe uma relação entre o tamanho das fibras e o tipo de impulso transmitido. As fibras A-a, A-P e A-y de condução rápida conduzem impulsos que desencadeiam respostas tácteis e proprioceptivas, mas não a dor.

Sabe-se que existem dois tipos de sensações dolorosas cutâneas: a dor lancinante, que ocorre rapidamente, e a dor baça, por vezes ardente, que ocorre com algum atraso.

Pensa-se que estas sensações são mediadas por fibras diferentes: a dor lancinante pelas fibras A-delta e a dor surda e dolorosa pelas fibras C. No entanto, sabe-se que as fibras A-delta conduzem também o tato, o calor e o frio, enquanto as fibras C conduzem também o prurido, o calor e o frio.[6]

Existem três tipos de neurónios aferentes que podem fornecer informação nociceptiva ao SNC.

1. Os aferentes mecanotérmicos são fibras primárias A-delta que conduzem a uma velocidade de 12 a 15 m/s e respondem a estímulos térmicos e mecânicos intensos.
2. As aferências mecanorreceptoras de alto limiar são principalmente fibras A-delta e respondem normalmente a estímulos mecânicos intensos em todos os mamíferos.
3. Os aferentes polimodais são fibras C que conduzem muito mais lentamente a uma velocidade de 0,5 m/s e reagem a estímulos mecânicos, térmicos e químicos em todos os mamíferos.

Destes três neurónios aferentes, apenas os aferentes mecanotérmicos das fibras A-delta e C respondem normalmente ao calor nocivo. [6]

O NEURÓNIO DE SEGUNDA ORDEM :

São designados por neurónios de transmissão, uma vez que transmitem o impulso aos centros superiores. A sinapse entre o neurónio aferente primário e o neurónio de segunda ordem tem lugar no corno dorsal da medula espinal. Parece haver três tipos específicos de neurónios de segunda ordem que transmitem os impulsos aos centros superiores. Estes neurónios são designados de acordo com o tipo de impulsos que transmitem predominantemente.

1) Os neurónios mecanossensíveis de baixo limiar transmitem informações através do tato leve, da pressão e da propriocepção.
2) Os neurónios nociceptivos - específicos. Transmitem apenas impulsos que estão associados a estímulos nocivos.
3) O terceiro tipo de neurónio de segunda ordem é designado por neurónio de gama dinâmica alargada. Este neurónio é capaz de responder a uma vasta gama de.

Nociceptores silenciosos: permanecem inactivos ou não respondem a estímulos mecânicos. Estes neurónios tornam-se activos quando o tecido é lesado e contribuem para a entrada nociceptiva no SNC. [6]

O SISTEMA TRIGÉMEO :

O nervo craniano V (NC V), o nervo trigémeo, é o nervo dominante que transmite impulsos sensoriais da área orofacial para o sistema nervoso central.

A informação associada à dor é transmitida ao gânglio sensorial do trigémeo nas três secções do nervo trigémeo. Os processos centrais destes neurónios entram na ponte, de onde descem para o tronco cerebral como trato espinal do trigémeo. [7]

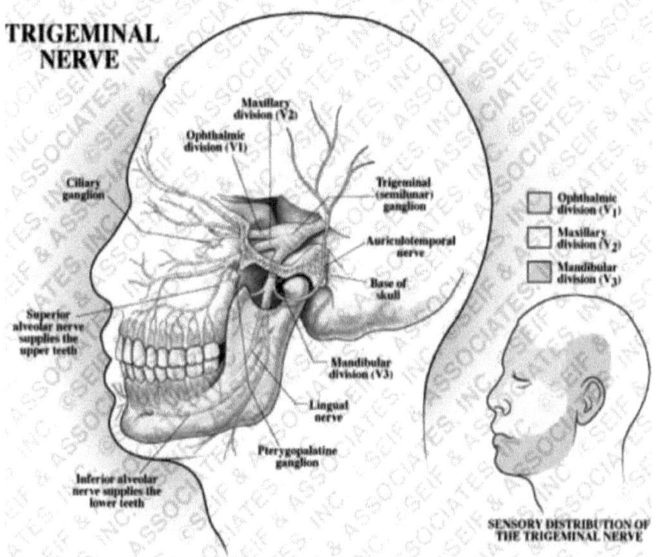

O núcleo espinal divide-se em três núcleos; o núcleo caudal está ligado ao corno dorsal da medula espinal cervical e é semelhante a este. Observações morfológicas, clínicas e electrofisiológicas indicam que o núcleo caudal é o local mais importante no tronco cerebral para a informação nociceptiva. Os axónios do núcleo espinal do NC V atravessam para o lado oposto e ascendem ao núcleo posteromedial ventral do tálamo.[7]

Vias de dor

A sensação de dor na face e na boca é mediada centralmente através dos neurónios primários aferentes que percorrem as raízes posteriores do quinto (trigémeo), sétimo (facial), nono (glossofaríngeo) e décimo (vago) nervos cranianos.

Os impulsos transmitidos pelos neurónios aferentes primários chegam ao tronco cerebral na região da ponte para fazer sinapse no núcleo espinal do trigémeo.

O núcleo do trato espinal subdivide-se em: a) Subnúcleo oral

b) Subnúcleo interpolar

c) Subnúcleo caudal

O subnúcleo caudal está particularmente envolvido nos mecanismos nociceptivos do nervo trigémeo.[8]

Os impulsos são então conduzidos dos neurónios de segunda ordem através do tronco cerebral para a via espinotalâmica anterolateral, que ascende aos centros superiores. No seu trajeto ascendente, os impulsos atravessam a parte da medula espinal denominada formação reticular. A formação reticular desempenha um papel importante na monitorização e filtragem dos impulsos que chegam ao tronco cerebral.

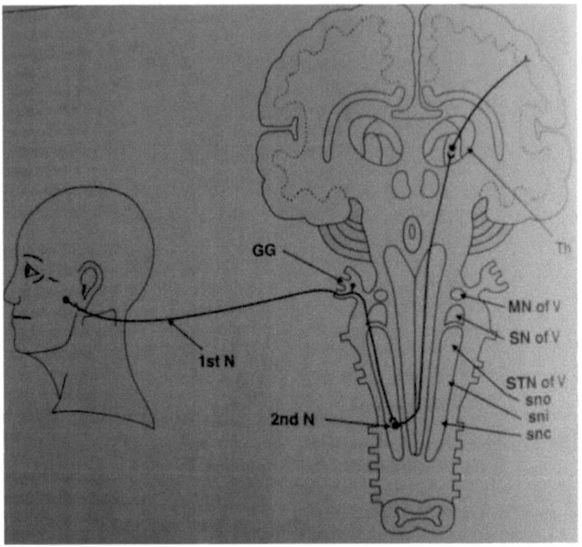

GG- Gânglio Gasseriano. MN- neurónio motor. SN- núcleo sensorial. STN- Núcleo do trato espinal. SNO- Subnúcleo oral. SNI- Subnúcleo interpolar SNC- Subnúcleo caubalis.

Neurofisiologia

Potencial de ação

Os impulsos são transmitidos do dendrito para o axónio através de um potencial de ação. A superfície da membrana celular tem uma carga ligeiramente negativa. Um potencial de ação começa com uma mudança súbita do potencial de repouso negativo normal para um potencial positivo e termina com uma mudança quase igualmente rápida para um potencial negativo.[9]

Polarização e despolarização

O estado de repouso da membrana celular de um neurónio é considerado polarizado com uma ligeira carga negativa. Esta polarização é mantida por um equilíbrio entre os iões de sódio no exterior e os iões de potássio no interior.

Quando a membrana é despolarizada, há uma súbita permeabilidade dos iões de sódio para o interior do neurónio através dos canais de sódio. Ao mesmo tempo, os canais de potássio abrem-se e permitem o fluxo rápido de potássio. Depois de a membrana se ter tornado altamente permeável ao sódio, os canais de sódio começam a fechar-se e os canais de potássio abrem-se mais do que o habitual.

Isto leva a uma rápida difusão dos iões de potássio de volta para a célula para restaurar o potencial de repouso negativo normal. Este fenómeno é conhecido como repolarização da membrana

B
Presynaptic cell
Postsynaptic cell
Receptor molecule
Synaptic vesicles
Mitochondrion
Neurotransmitter
molecules
Synaptic
cleft
Postsynaptic membrane

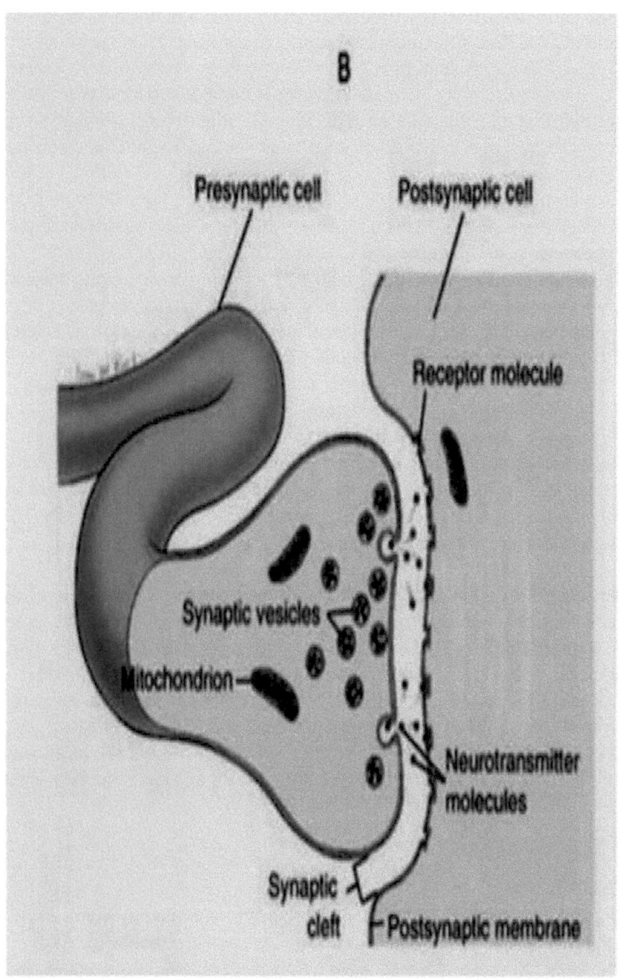

Sinapse

Os sinais nervosos são transmitidos de um neurónio para outro através da sinapse, principalmente entre dendritos. A extremidade pré-sináptica situa-se na superfície do dendrito. Cada extremidade pré-sináptica é separada por uma fenda sináptica.

No terminal pré-sináptico existem dois grupos importantes de estruturas: as vesículas sinápticas e as mitocôndrias. As vesículas sinápticas contêm substâncias transmissoras que, quando libertadas na fenda sináptica, excitam ou inibem o neurónio pós-sináptico. As mitocôndrias fornecem o trifosfato de adenosina necessário para sintetizar novas substâncias transmissoras.

Na sinapse, a membrana do neurónio pós-sináptico alberga um grande número de proteínas/moléculas receptoras. Estas moléculas receptoras sobressaem na fenda sináptica e estendem-se para o interior do neurónio pós-sináptico. A parte que se estende para a fenda serve de local de ligação para a libertação de neurotransmissores e é designada por componente ionóforo; transporta neurotransmissores para o interior do neurónio através de canais que podem influenciar a atividade celular. Estes canais funcionam principalmente através da troca de iões.

Os três tipos gerais de canais iónicos

1) **Canais iónicos dependentes da voltagem:** São o componente funcional básico da capacidade de despolarização da membrana. Estes canais permitem a passagem de iões positivos e negativos para dentro e para fora da célula, como os canais de sódio, de potássio e de cálcio.

2) **Canal acoplado à proteína G: O** canal iónico pode ser aberto através da ativação dos chamados receptores acoplados à proteína G. Estes receptores não provocam diretamente a abertura do canal iónico. Em vez disso, são activados por determinados mediadores que estimulam a produção de substâncias mensageiras intracelulares. Estes mensageiros, por sua vez, activam uma série de eventos que conduzem à abertura dos canais.

3) **Canais activados por ligandos:** Os ligandos são mediadores que, quando presentes, podem provocar a abertura dos canais (ATO, acetilcolina glutamato).[9]

Neurotransmissores.

As substâncias químicas que são libertadas do neurónio pré-sináptico para a fenda sináptica e que activam o canal iónico são chamadas neurotransmissores. Os neurotransmissores são moléculas pequenas e de ação rápida ou moléculas grandes e de ação mais lenta. Os pequenos transmissores de ação rápida desencadeiam a maioria das reacções agudas, como os impulsos sensoriais para e no cérebro e os sinais motores para os músculos. As moléculas grandes são os neuropeptídeos e representam um grupo diferente de substâncias químicas.[9]

Neurotransmissores de ação rápida.

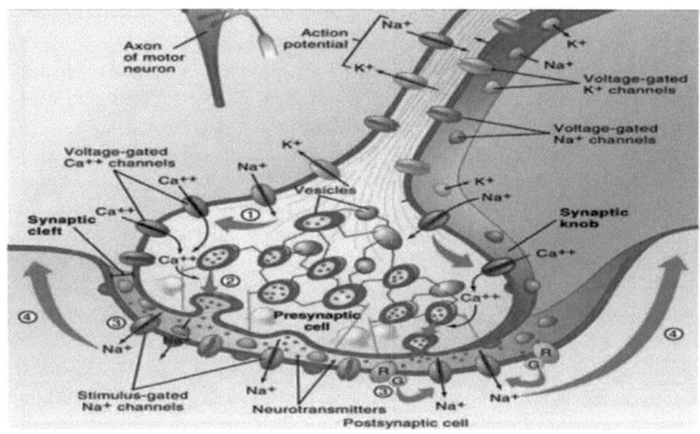

Acetilcolina

O neurotransmissor mais abundante no ser humano. É segregado por muitas zonas do cérebro e pelos neurónios motores que inervam os músculos esqueléticos. Em quase todos os casos, tem um efeito excitatório nos neurónios pós-sinápticos. Norepinefrina É segregada pelos neurónios cujos corpos celulares estão localizados no tronco cerebral e no hipotálamo. Influencia a atividade geral e o humor da mente. A noradrenalina é sobretudo um neurotransmissor excitatório.

Serotonina

A serotonina é uma monoamina que é libertada pelas plaquetas sanguíneas. É sintetizada e libertada no SNC quando o tronco cerebral é estimulado por estímulos sensoriais. Na periferia, a serotonina é um agente algogénico e está particularmente associada às síndromes de dor vascular. No SNC, é um componente importante do mecanismo antinociceptivo endógeno. A ativação das vias serotoninérgicas no tronco cerebral pelos antidepressivos tricíclicos conduz a um efeito analgésico paralisante, bem como a um efeito nos estados depressivos.[9]

Histamina

A histamina é uma amina vasodilatadora derivada do aminoácido histidina. É um vasodilatador e aumenta a permeabilidade de todos os vasos sanguíneos. Foi postulado que também actua como neurotransmissor no SNC.[9]

Neurotransmissores de ação lenta

Substância P

A substância P é um polipéptido constituído por 11 resíduos de aminoácidos. É libertada nos terminais centrais dos neurónios nociceptivos primários e actua como um sistema de transporte que também se encontra nos terminais distais. A nível central, actua como um neurotransmissor excitatório para os impulsos nociceptivos. É libertado das células da medula espinal por estimulação das fibras aferentes A e C e excita os neurónios dos cornos dorsais que são activados por estímulos nocivos. O seu efeito modulador sobre a dor é rápido e de curta duração.[9]

Partiu-se do princípio de que a dor só ocorre se o tecido for danificado de forma suficientemente rápida, afectando sobretudo as terminações nervosas da dor. No entanto, a dor causada por um traumatismo ocorre geralmente muito rapidamente, mas não desencadeia necessariamente a dor, pelo menos durante algum tempo.

Existem várias teorias sobre a forma como os impulsos nervosos podem levar à sensação de dor. Ainda não existe uma teoria geralmente aceite.[10]

Teoria da intensidade

De acordo com este ponto de vista, a dor ocorre quando um nervo sensorial é estimulado para além de um determinado nível. Isto aplica-se aos nervos que transmitem a sensação de tato quando são estimulados com demasiada força. Por outras palavras, a dor é uma sensação não específica que depende apenas de uma estimulação forte. Por exemplo, a aplicação de calor é agradável, mas o calor excessivo provoca ardor.

Esta teoria não tem em conta o facto de o estímulo térmico mais intenso excitar fibras adicionais com um limiar de estimulação elevado. Um outro exemplo que contraria esta teoria é o caso da nevralgia do trigémeo, em que o doente sofre dores insuportáveis devido a um estímulo que não é mais forte do que um toque suave na zona de gatilho.

Mesmo que esta teoria não seja aceite, continua a ser verdade que a intensidade da estimulação é um fator que causa dor.[10]

Teoria da especificidade

Esta teoria afirma que a dor é uma modalidade específica que corresponde à visão e à audição, tal como existem corpúsculos de Meissner para o tato, órgãos terminais de Ruffini para a sensação de calor, etc. Juntamente com os receptores periféricos da dor, existem nervos da dor e até um aparelho central específico, o centro da dor, no tálamo.

Os nervos envolvidos são pequenas fibras dos grupos A e C que entram na medula espinal, muitas delas no trato espinotalâmico, e são depois dirigidas para o tálamo. De acordo com esta teoria, existe uma ligação direta do recetor ao cérebro e o estímulo necessário no recetor é necessariamente seguido de uma sensação de dor.

Sabe-se que existe uma especialização no sistema nervoso. Sabe-se que as fibras C transmitem impulsos que medeiam a dor. No entanto, algumas fibras C respondem a estímulos mecânicos de apenas alguns miligramas de pressão cutânea que não causam dor, ou seja, não são específicas para estímulos nociceptivos. Além disso, esta teoria não pode explicar porque é que uma pessoa lesionada durante um jogo emocionante não se apercebe imediatamente da dor.

O conceito de um centro da dor no cérebro é incorreto (Melzack e Wall - 1968, Zimmermann - 1979). A interrupção cirúrgica dos nervos (tractotomia do trigémeo) não pode eliminar a dor. Isto porque a condução direta pressuposta por esta teoria é contornada e a dor pode ser transmitida aos centros superiores através do sistema de ativação reticular. Finalmente, o conceito de terminações nervosas específicas já não é sustentável. Nenhum dos receptores cutâneos é absolutamente específico, embora tenham um elevado grau de sensibilidade selectiva.[10]

Teoria protopática e epicrítica

Head e Rowers (1908) postularam a existência de dois grupos de nervos sensoriais cutâneos que se estendem da periferia até o SNC: os sistemas protopático e epicrítico. O sistema protopático é primitivo e transmite sensações difusas de dor, incluindo temperaturas extremas, e não é graduado. O sistema epicrítico está relacionado com o tato, a discriminação e as pequenas mudanças de temperatura.

Sinclaire (1967), embora apontando as dificuldades desta teoria, sugeriu que a distinção percebida entre estes "sistemas" pode dever-se aos sistemas espinotâmico e lemniscal. Marnford e Bowsher (1976) consideraram útil manter o termo "protopático" para as experiências sensoriais indeterminadas evocadas pela ativação de pequenas fibras aferentes primárias na ausência de atividade nos grupos A e C.[10]

Teoria dos padrões

Essencialmente, esta teoria afirma que a sensação de dor depende do padrão espácio-temporal dos impulsos nervosos que chegam ao cérebro. Segundo Weddell (1962), o calor, o frio e a dor são termos utilizados para descrever padrões ou códigos espácio-temporais reproduzíveis de atividade neural provocados na pele por alterações no seu ambiente.

Uma forma desta teoria pressupõe que todos ou quase todos os receptores são essencialmente não especializados. Mas as suas propriedades são importantes, incluindo os limiares de excitação, as taxas de adaptação, as alterações de resposta e a distribuição da ramificação das fibras nervosas. Estas propriedades são muito diferentes - alguns são sensíveis ao calor, outros à pressão - e têm diferentes taxas de adaptação e diferentes curvas estímulo-resposta, diferentes tamanhos e formas de campos receptores, etc. Weddell (1966) não rejeita completamente a teoria da especificidade. No entanto, chama a atenção para o perigo de correlacionar a evocação de uma sensação particular com a atividade gerada nas fibras nervosas cutâneas por estímulos com propriedades físicas específicas.[10]

Teoria do controlo de portas

Em 1965, Melzack e Wall' propuseram a teoria do controlo do portão da dor com base em provas fisiológicas de mecanismos espinais.

De acordo com esta teoria, três componentes da medula espinal estão envolvidos na deteção e modulação sensorial: a) as células da substância gelatinosa (SG) no corno dorsal, b) as células de transmissão central (T) no corno dorsal e c) as fibras espinais que se projectam para o cérebro.

As células SG actuam como moduladores pré-sinápticos dos padrões aferentes antes de influenciarem as células T. Estes padrões aferentes na coluna dorsal actuam como um gatilho de controlo central que ativa processos cerebrais selectivos que influenciam as propriedades moduladoras do controlo de porta sistema. Isto leva à ativação de mecanismos neuronais pela célula T ramificada, que inclui acções responsáveis pela perceção e resposta.

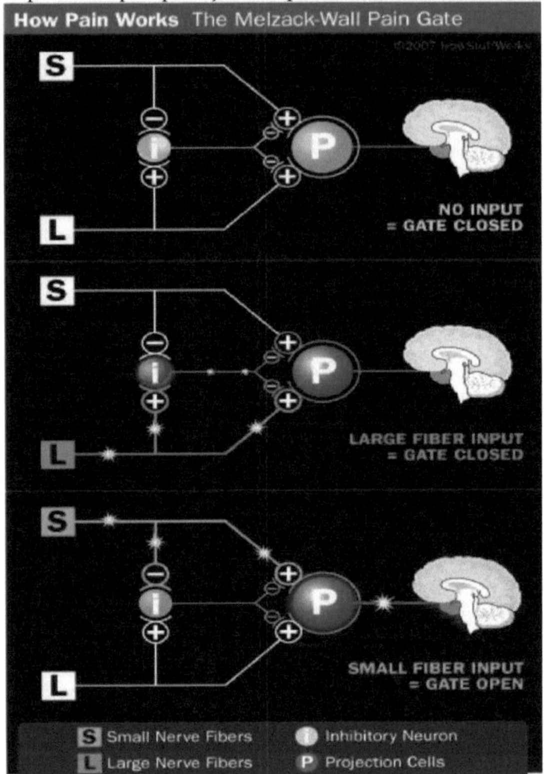

O conceito desta teoria prevê um mecanismo de gating espinal dorsal na substantia gelatinosa (SG) que modula a entrada sensorial equilibrando a atividade dos neurónios de pequeno e grande diâmetro.
A atividade das fibras grandes fecha o portão e impede a transmissão sináptica para as células T que se projectam centralmente, enquanto as fibras de pequeno diâmetro abrem o portão e promovem a atividade das células T quando é atingido um nível crítico. Presume-se que a atividade das fibras pequenas seja responsável pelo prolongamento da dor e pela sua propagação a outras partes do corpo. Um gatilho de controlo central também pode influenciar o portão. Os processos cognitivos podem abrir ou fechar o portão.
Esta teoria parece explicar o alívio da dor através da estimulação eléctrica de grandes fibras nervosas, mas não exclui a possibilidade de mecanismos de controlo pós-sinápticos não detectados.[10]

Capítulo 4 Classificação da dor orofacial.

Existem muitos métodos para classificar as perturbações da dor. A classificação mais básica da dor é a que enumera as localizações anatómicas onde a dor é sentida. Um exemplo de tal classificação seria

1. Dores de cabeça e pescoço
2. Dor na zona do peito
3. Dor no abdómen
4. Dor nas extremidades

As subcategorias de dores de cabeça e pescoço incluem dores orofaciais, dores de cabeça e dores de garganta. No entanto, o médico deve também ser capaz de reconhecer outras condições de dor na área da cabeça e do pescoço para poder fazer um diagnóstico correto.[8]

A classificação das cefaleias da Sociedade Internacional de Cefaleias

Part 1:   As dores de cabeça mais importantes

   a. Enxaqueca
   b. Cefaleias de tipo tensional
   c. Cefaleias em salvas e outras cefaleias autonómicas do trigémeo
   d. Outras cefaleias primárias

Part 2:   Dores de cabeça secundárias

   a. Cefaleia atribuída a traumatismo craniano ou da coluna cervical
   b. Cefaleia atribuída a doença vascular craniana ou cervical
   c. Cefaleia atribuída a uma doença intracraniana não vascular
   d. Dores de cabeça causadas por substâncias ou pela sua retirada
   e. Dor de cabeça atribuída a uma infeção
   f. Dores de cabeça atribuídas a uma perturbação da homeostasia
   g. Dor de cabeça ou facial devido a uma perturbação do crânio, pescoço, olhos, orelhas, nariz, seios nasais, dentes, boca ou outras estruturas da face ou do crânio
   h. Dor de cabeça atribuída a uma perturbação psiquiátrica

Part 3:   **ee:** Nevralgia craniana, dor facial central e primária e outras cefaleias

   a. Nevralgia craniana e causas centrais de dor facial
   b. Outras dores de cabeça, nevralgia craniana, dor facial central ou primária

Eixo I: Condições físicas

O eixo I representa as condições físicas responsáveis pelo desencadeamento dos impulsos nociceptivos. Estas condições podem ser classificadas de acordo com os tecidos que geram a nocicepção. Segue-se uma lista de estruturas orofaciais que constituem a base para a classificação da dor orofacial:

* Dores cutâneas e mucogengivais.

* Dores nas mucosas da garganta, do nariz e dos seios paranasais.

* Dor de origem dentária.

* Dor nas estruturas músculo-esqueléticas da boca e do rosto.

* Dor nas estruturas viscerais da boca e do rosto.

* Dor nas estruturas neurais da boca e do rosto.

O Eixo II representa as condições psicológicas que podem causar ou influenciar a experiência da dor. A Associação Americana de Psiquiatria elaborou uma classificação exaustiva das perturbações mentais. As perturbações mentais que devem ser consideradas como factores do Eixo II são

- Perturbações de ansiedade.

- Perturbações do humor.

- perturbações somatoformes.

- outras condições, como factores psicológicos, que influenciam uma condição médica.

Classificação da dor orofacial (dados de Okesen J. The International Classification for Headache

perturbações. Cephalalgia2004;24(Suppl 1):1-160)

Eixo I: Condições físicas
1. **Dor somática**
   A. Dor somática superficial
   1. Dor na pele
   2. Dor mucogengival
   B. Dor somática profunda
   1. Dores do sistema músculo-esquelético
      a. Dores musculares
      i. Co-contração protetora
      ii. Dores musculares localizadas
      iii. Dores miofasciais
      iv. Mioespasmo
      v. Miosite
      vi. Mialgia mediada centralmente
      vii. Perturbações do movimento mediadas centralmente b. Dor na articulação temporomandibular
      i. Dor nos ligamentos
      ii. Dor retrodiscal
      iii. Dor na cápsula
      iv. Dores artríticas
   c. Dor óssea e periosteal
   d. Dor no tecido conjuntivo mole
   e. Dor de dentes periodontal 2. Dor visceral
   a. Dor de dentes pulpares
   b. Dores vasculares
      i. Arterite
      ii. Carotidinia
   c. Dor neurovascular
      i. Enxaqueca
      ii. Cefaleias de tipo tensional
      iii. Cefaleias em salvas e outras cefaleias autonómicas do trigémeo
      iv. Outras cefaleias primárias
      v. Variantes neurovasculares
   d. Dores nas mucosas viscerais
   e. Dores nas glândulas, olhos e ouvidos

II. Dor neuropática
   A. Neuropática episódica

1 . Dor da nevralgia paroxística
a. Nevralgia do trigémeo
b. Nevralgia do glossofaríngeo
c. Nevralgia genicular
d. Nevralgia da laringe superior
e. Intermediário Nervoso
f. Nevralgia occipital
2 Dor neurovascular
B. Dor neuropática persistente
1 . Dor mediada perifericamente
a. Neuropatia de aprisionamento
b. Dor de desaferentação
c. Dor neuritica
2 .dor mediada centralmente
a. Síndrome da boca ardente
b. Odontalgia atípica (dor fantasma)
c. Nevralgia pós-herpética
d. Síndromes de dor crónica regional
e. Dor mantida com simpatia
3 Polineuropatias metabólicas
a. Neuropatia diabética
b. Neuropatia hipotiroideia
c. Neuropatia alcoólica
d. Neuropatias relacionadas com a nutrição

Eixo II: Perturbações psicológicas
I. Perturbações do humor
A. Perturbações depressivas
B. Perturbações bipolares
C. Perturbações do humor devidas a uma condição médica
II. **Perturbações de ansiedade**
A. Perturbações de ansiedade generalizada
B. Perturbações de stress pós-traumático
C. Perturbações de ansiedade devidas a uma condição médica
III. **Perturbações somatoformes**
A. Perturbações somatoformes indiferenciadas
B. Perturbações de conversão
C. Perturbações da dor
D. Hipocondria
IV. Outras condições
A. Pintura
B. Factores psicológicos que influenciam uma condição médica
1. Traços de personalidade ou estilo de lidar com a situação
2. Comportamento de saúde inadequado
3. Reação fisiológica relacionada com o stress
C. Todas as outras perturbações mentais não mencionadas nesta classificação.

Classificação da dor orofacial (Academia Americana de Dor Orofacial)
1) Estruturas intracranianas
- Neoplasia

- Aneurisma
- Hematoma
- Abcesso
- Edema

2) Estruturas extracranianas
- Dentes
- Orelhas
- Olhos
- Nariz
- Garganta
- Seios paranasais
- Língua
- Glândulas

3) Doenças do sistema músculo-esquelético
- Perturbações da articulação temporomandibular
- Perturbações dos músculos mastigatórios
- Fibromialgia
- Doenças da coluna cervical
- Poliartrite generalizada

4) Doenças neurovasculares
- Enxaquecas
- Cefaleias em salvas
- Cefaleias de tipo tensional
- Arterite craniana

5) Doenças neurológicas
- Nevralgia paroxística
  - Nevralgia do trigémeo
  - Neuralgia do glossofaríngeo
- Nevralgia permanente
  - Odontalgia atípica
  - Neuroma traumático
  - Neurite
  - Nevralgia pós-herpética

Classificação da dor orofacial (Bell WE 1989)

Eixo I (estado físico)

1) Dor somática
- Dor somática superficial (cutânea, mucogengival)
- Dor somática profunda
- Dores músculo-esqueléticas (músculos, articulação temporomandibular, ossos e periósteo, tecido conjuntivo mole, periodontite)
- Dores viscerais (pulpares, vasculares, neurovasculares, mucosas viscerais, glandulares, oculares e auriculares)

2) Dor neuropática
- Dor episódica (dor do trigémeo, glossofaríngea, geniculada, nevralgia do nervo mediano e dor neurovascular)
- Contínua (neurite, dor de surdeferentação e dor mantida por simpatia)

Eixo II (doença mental)
   1) Perturbações do humor
   2) Perturbações de ansiedade
   3) Perturbações somatoformes
   4) Outra condição

Classificação da dor orofacial. (AACN Clinical Issues Volume 16, Número 3, p. 333346)

Músculo-esquelético
1. Distúrbios temporomandibulares
a. Perturbações dos músculos mastigatórios
- Dores miofasciais
- Miosite
- Mioespasmo
- Mialgia local
b. Hérnias discais nas articulações
- Deslocação do disco intervertebral com redução
- Deslocação do disco intervertebral sem redução
c. Doenças da articulação temporomandibular
d. Sinovite/capsulite
e. Osteoartrite
2. Cefaleias de tipo tensional

Neuropatia
1. Episódico
a. Nevralgia do trigémeo
b. Neuralgia do glossofaríngeo
2. Contínuo
a. Nevralgia herpética
b. Nevralgia pós-herpética
c. Nevralgia traumática
d. Síndrome da águia

Navios
1. Arterite de células gigantes
2. Dissecção da artéria carótida

Neurovascular
1. Enxaqueca
2. Dores de cabeça em salvas
3. Hemicrania paroxística crónica

Idiopático
1. Dor atípica no rosto
2. Odontalgia atípica
3. Síndrome da boca ardente

Outras doenças que podem causar dor no rosto
1. Patologia local
2. Patologia à distância (dor referida)
3. Doenças sistémicas

Psicogénico
1. Perturbações somatoformes

Capítulo 5 Diagnóstico geral da dor orofacial

O mais importante no tratamento da dor orofacial é compreender o problema e fazer um diagnóstico correto. Só através de um diagnóstico correto se pode selecionar o tratamento adequado.

O objetivo do diagnóstico é determinar com precisão o quê, onde, como e porquê das queixas do doente. As características da dor tornam o diagnóstico difícil. [11]

O diagnóstico de uma perturbação da dor consiste essencialmente em 3 etapas.

    i)   Identificação exacta do local onde a dor é recompensada.

    ii)   Determinação da categoria correcta de dor representada na condição analisada.

    iii)   A seleção de uma condição de dor específica que reflicta corretamente a frequência e o comportamento do problema de dor do doente.

Quando o doente chega ao consultório, é necessário recolher informações para que o médico possa fazer o diagnóstico correto. Esta informação é recolhida de duas formas:

1) História

2) Exame clínico

História de dor orofacial :

    Uma história clínica correcta é o aspeto mais importante no diagnóstico da dor. É muito mais importante do que o exame. As seguintes características importantes devem ser incluídas numa história de dor craniofacial.

    I.   As principais queixas

        A.   Local da dor

        B.   Ocorrência de dor

           1. Em conjunto com outros factores

           2. Progressão

        C.   Característica da dor

           1. Qualidade da dor

           2. Comportamento em caso de dor

           3. Intensidade

           4. Sintomas acompanhantes

           5. Fluxo de dor

        D.   Factores agravantes e atenuantes

           1. Modalidades físicas

           2. Função e parafuncionalidade

           3. Perturbações do sono

           4. Medicamentos

           5. Stress emocional

        E.   Após consulta e/ou tração

        F.   Relação com outras queixas

    II.   Historial médico

    III.   Verificação dos sistemas

    IV.   Avaliações psicológicas

Local da dor :

    A capacidade do doente para localizar a dor com precisão é um fator de diagnóstico. A localização da dor nem sempre fornece informações sobre a verdadeira causa da dor. Pode ser mostrado ao doente um desenho da sua cabeça e do seu pescoço, no qual ele deve desenhar a localização da dor e, se necessário, a direção da referência da dor.

<u>Início da dor:</u>

É importante avaliar todas as circunstâncias associadas ao início da dor que possam esclarecer a etiologia. Pode ocorrer com traumatismo, doença sistémica ou mesmo espontaneamente.

<u>Característica da dor:</u>

<u>Qualidade da dor :</u>

A qualidade da dor deve ser classificada de acordo com o que o doente sente. Esta classificação é normalmente designada por brilhante ou aborrecida. Se a dor tiver um efeito estimulante e excitante para o doente, é classificada como brilhante. Se a dor tiver um efeito depressivo que leva o doente a retirar-se até certo ponto, é classificada como aborrecida. Deve ser feita uma avaliação adicional da qualidade da dor para a classificar como lancinante, comichão, puxão, ardor, dor ou pulsação.

O desconforto profundo que não atinge o limiar da dor pode ser descrito como uma sensação vaga e difusa de pressão, calor ou sensibilidade. Com o aumento da intensidade, a dor pode assumir um carácter doloroso, doloroso, latejante ou ardente. Quando o desconforto tem uma qualidade irritante, quente, crua e cáustica, é normalmente descrito como ardor. A maioria das dores tem um carácter doloroso. [11]

<u>Comportamento da dor :</u>

Devem ser avaliados de acordo com a frequência ou o comportamento temporal, bem como a duração e a localidade.

<u>Comportamento temporal :</u>

Reflecte a frequência da dor e os períodos entre os episódios de dor. Se o sofrimento for claramente caracterizado por dor em intervalos de duração apreciável, é classificado como intermitente. É classificado como intermitente; se essa dor não ocorrer em intervalos, é descrito como contínuo.

A intermitência não deve ser confundida com a variabilidade, que pode consistir em períodos alternados de sintomas fortes e fracos. Também não deve ser considerado como uma recaída na terapia.

Quando os episódios de dor, intermitentes ou contínuos, são separados por um período prolongado de produto de desconforto apenas seguido de outro episódio semelhante, designa-se por dor recorrente.

<u>Duração :</u> A dor prolongada é expressa em minutos, horas ou dias. A dor que se prolonga de uma hora para a outra é descrita como prolongada.[11]

<u>O comportamento de localização:</u> Se o doente for capaz de atribuir a dor a um local anatómico preciso, esta é classificada como dor localizada.

Se essa descrição for menos bem definida e um pouco vaga e variável em termos de anatomia, é designada por difusa. A dor que se manifesta rapidamente é classificada como radiante. Uma exacerbação que corta o dinheiro é normalmente designada por lancinante. Uma dor que se carrega gradualmente é designada por alastrante e, quando envolve gradualmente áreas anatómicas vizinhas, a dor é designada por disseminada. Quando se desloca de um local para outro, designa-se por migratória.

<u>Intensidade da dor :</u>

Ao determinar a intensidade da dor, deve ser feita uma distinção entre dor ligeira e dor grave. A dor ligeira é descrita pelo doente sem qualquer reação física visível. A dor intensa está associada a reacções claras do doente à provocação da zona dolorosa.[11]

<u>Medição da dor:</u>

Foi desenvolvida uma variedade de medidas que se baseiam em relatos subjectivos para descrever aspectos básicos da perceção da dor. Estas medidas dependem da capacidade do sujeito para descrever e respeitar a sua experiência de dor. [11]

<u>Características de base das medidas:</u>

Foi estabelecido um conjunto de critérios como padrão de ouro para a medição da dor. Uma boa medição da dor deve não só ser altamente valorizada e fiável, mas também ;

1) Permite comparar a extensão do stress causado pela dor.
2) Estar relativamente isento de preconceitos.
3) Útil para a avaliação da dor experimental e clínica
4) Permite a comparação de medições fisiológicas em seres humanos e animais.
5) Devem ser relativamente fáceis de utilizar.

A validade indica até que ponto uma medida reflecte o conceito de dor. A validade de uma medida é geralmente apoiada pela confirmação de previsões simples e directas (validade relacionada com o grilo).

A fiabilidade fornece uma indicação da confiança que temos na medição e pode ser determinada por vários métodos quando uma série de medições é efectuada repetidamente ao longo do tempo e/ou por vários observadores em condições clínicas para obter resultados estáveis.

As medições da dor podem ser;

1. Relatório subjetivo

1. Limiar da dor - A experiência de dor mais baixa que um indivíduo pode reconhecer, a intensidade mais baixa (por exemplo, toque, pressão) a que um indivíduo sente dor numa experiência laboratorial.
2. Tolerância à dor: O nível mais elevado de dor que um indivíduo é capaz de tolerar.
3. Escalas de dor :
   a) Escalas nominais e ordinais: Tradutor da perceção da dor de acordo com a categoria da doença (por exemplo, escala verbal / categórica).

Escala normal *Escala de ordem*

QueimaduraMuito forte
BluntHeavy
EruptivoModerado
GroovingMild

Sem dor

   b) Avaliação da extensão: tradução da experiência de dor como contínua. Por exemplo, modulação cruzada para uma escala numérica ou uma escala visual analógica.
   c) Gustação da dor: Avaliação de vários aspectos da experiência da dor utilizando uma combinação de escalas normais, ordinais, de dimensão cruzada e de rácio de estimativa (por exemplo, Mac Gill pain gustinaire).

Não existe uma forma simples de medir a dor. A intensidade da dor de uma pessoa baseia-se no que é comunicado verbalmente ou não verbalmente sobre a experiência. Os doentes têm muitas vezes dificuldade em descrever a dor e duas pessoas podem descrever a dor associada a uma lesão semelhante de forma muito diferente; dentro de um mesmo diagnóstico, existe uma grande variabilidade nos efeitos incapacitantes da dor na vida de uma pessoa.

Na avaliação dos doentes com OFP, a intensidade da dor, o sofrimento emocional e a incapacidade associada são importantes e não podem ser avaliados através de uma escala ou questionário. Isto tem implicações importantes para o tratamento, uma vez que o tratamento da anomalia anatómica ou patológica, por si só, não elimina a dor nem restaura a saúde. Os indivíduos com défice cognitivo, os bebés e as crianças representam um desafio particular para a avaliação da dor.

A intensidade da dor pode ser medida utilizando avaliações como a escala visual analógica (EVA). A EVA consiste numa linha de 10 cm em que 0 cm significa "sem dor" e 10 cm significa "pior dor". O doente marca o ponto da linha que melhor representa a sua dor e a pontuação é medida a partir do fim da escala onde não tem dor. Também são utilizadas escalas numéricas (por exemplo, de 1 a 10) e escalas de classificação descritivas (por exemplo, sem dor, dor ligeira, moderada, grave).

As escalas visuais analógicas são sensíveis aos efeitos do tratamento, podem ser integradas em diários de dor e são também adequadas para crianças. Os aspectos multidimensionais da dor não podem ser bem medidos com escalas que avaliam a intensidade.

O McGill Pain Questionnaire (MPQ) foi desenvolvido para medir as qualidades motivacionais-afectivas e cognitivo-avaliativas da dor, para além da experiência sensorial. O questionário foi desenvolvido para captar a natureza multidimensional da dor e para fornecer medidas quantitativas da dor clínica que podem ser tratadas estatisticamente. O questionário permite aos doentes escolher entre 78 adjectivos (organizados em 20 grupos) que descrevem a dor. O questionário foi concebido para captar as dimensões sensorial (grupos 1 a 10), afectiva (grupos 11 a 15) e avaliativa (grupo 16) da dor e produzir um índice de classificação da dor. Há também secções para a localização e as características temporais da dor e uma avaliação da intensidade atual da dor.
O MPQ é utilizado tanto por clínicos como por investigadores e tem-se revelado útil na investigação e no tratamento da dor, uma vez que proporciona uma linguagem comum para avaliar e comparar diferentes experiências de dor e efeitos do tratamento. Foi demonstrado que os descritores verbais permitem diferenciar entre danos reversíveis e irreversíveis nas fibras nervosas de um dente e entre a nevralgia do trigémeo e a dor facial atípica. Os médicos devem introduzir uma classificação ou escala que possa ser utilizada no início e durante o tratamento para fornecer uma indicação da progressão da doença e do progresso do tratamento.
As escalas visuais analógicas e as escalas numéricas não requerem formulários especiais e são fáceis de utilizar. O MPQ está disponível na Associação Internacional para o Estudo da Dor (IASP) e é utilizado em clínicas de dor e por médicos envolvidos no tratamento da dor.
Ao avaliar o tipo e a gravidade da dor, é necessário confiar na autoavaliação do doente. As escalas e classificações descritas acima tentam fornecer uma avaliação que pode ajudar no diagnóstico, no planeamento do tratamento e na avaliação do progresso e dos resultados do tratamento. As classificações da dor também proporcionam ao doente um método de manter um diário da dor que fornece informações sobre as actividades e os acontecimentos que exacerbam ou aliviam a dor. As escalas visuais analógicas e as escalas numéricas são métodos relativamente simples de registar a intensidade da dor.

McGill Pain Questionnaire

Patient's Name ____________________ Date __________ Time______ am/pm

PRI: S________ A________ E________ M________ PRI(T)________ PPI______
   (1-10)   (11-15)   (16)   (17-20)   (1-20)

1 FLICKERING QUIVERING PULSING THROBBING BEATING POUNDING	11 TIRING EXHAUSTING
2 JUMPING FLASHING SHOOTING	12 SICKENING SUFFOCATING
	13 FEARFUL FRIGHTFUL TERRIFYING
3 PRICKING BORING DRILLING STABBING LANCINATING	14 PUNISHING GRUELLING CRUEL VICIOUS KILLING
4 SHARP CUTTING LACERATING	15 WRETCHED BLINDING
5 PINCHING PRESSING GNAWING CRAMPING CRUSHING	16 ANNOYING TROUBLESOME MISERABLE INTENSE UNBEARABLE
6 TUGGING PULLING WRENCHING	17 SPREADING RADIATING PENETRATING PIERCING
7 HOT BURNING SCALDING SEARING	18 TIGHT NUMB DRAWING SQUEEZING TEARING
8 TINGLING ITCHY SMARTING STINGING	19 COOL COLD FREEZING
9 DULL SORE HURTING ACHING HEAVY	20 NAGGING NAUSEATING AGONIZING DREADFUL TORTURING
10 TENDER TAUT RASPING SPLITTING	PPI 0 NO PAIN 1 MILD 2 DISCOMFORTING 3 DISTRESSING 4 HORRIBLE 5 EXCRUCIATING

BRIEF MOMENTARY TRANSIENT	RHYTHMIC PERIODIC INTERMITTENT	CONTINUOUS STEADY CONSTANT

E = EXTERNAL

I = INTERNAL

COMMENTS:

II.   Reacções motoras/comportamentais espontâneas :
1. Rosto: tristeza e experiência emocional (por exemplo, durante o escurecimento e geralmente dos olhos)
2. Vocal: Não-verbal e experiência (por exemplo, duração e frequência básica elevada dos gritos nos recém-nascidos).
3. Motor (comportamental): Modalidades reduzidas, adaptações posturais, comportamento protetor (estudos em animais), queixas de dor.

III Reacções fisiológicas :
1. Motor: atividade EMG, reflexo, por exemplo, sintomas nociceptivos de abstinência.
2. Área autonómica: sistema nervoso simpático e parassimpático (por exemplo, frequência cardíaca, condutância da pele, dilatação da pupila).
3. Endócrino: ativação de diversas reacções neuro-anatómicas. Por exemplo, corticais, catecolaminas.
4. Neurofisiológicas: aferentes primárias motoras e eferentes simpáticas, actividades do SNC (por exemplo, eletrofisiologia e imagiologia cerebral). [11]

Sintomas acompanhantes:

Devem ser comunicados quaisquer sintomas concomitantes, tais como efeitos sensório-motores ou autonómicos sobrepostos à dor. Devem ser mencionadas sensações como hiperestesia, hipoestesia, anestesia e parestesia. Devem ser registadas quaisquer alterações da visão, audição, olfato e paladar.

Tipo e modo de fluxo da dor :

A natureza e o tipo de campos de fluxo fornecem informações importantes, determinando se as dores individuais são constantes ou paroxísticas. Um tipo de dor seguinte, embora de intensidade variável, é a dor intermitente e descrita como dor paroxística constante, que consiste, carateristicamente, em explosões ou sacudidelas súbitas que variam em intensidade e duração.

Factores agravantes e atenuantes :

Efeito das actividades funcionais:

Devem ser observadas e descritas as funções biomecânicas gerais, como o movimento da face, da mandíbula e da língua, bem como os efeitos do achatamento, a postura da cabeça e a posição do corpo. Devem ser anotados os efeitos de actividades como falar, mastigar, escovar, barbear, lavar o rosto, etc. Devem também ser anotados os efeitos do stress emocional, da fadiga e da hora do dia.

A dor pode ser desencadeada por estímulos menores ou superficiais, como o toque ou o movimento da pele, dos lábios, da face, da língua e da garganta. Nestes casos, é necessário distinguir entre a estimulação do tecido subjacente, que é apenas incidentalmente estrutural, e os resultados das funções dos próprios músculos articulares. A primeira é um verdadeiro desencadeamento, a segunda uma indução de dor.

A diferenciação pode ser conseguida estabilizando as articulações e os músculos com um bloco de mordida para impedir o seu movimento enquanto se estimulam outras estruturas. A discriminação positiva pode ser conseguida através da utilização de anestesia local. A anestesia local da faringe impede a ativação da distribuição do nervo glossofaríngeo. A anestesia do bloco mandibular estabelece os gatilhos para o lábio inferior e o dente. Nenhum destes procedimentos impede a manifestação de uma verdadeira dor dos músculos mastigatórios. As actividades parafuncionais também devem ser avaliadas.[11]

Stress emocional :

O stress emocional pode ser um fator importante que contribui para as condições de dor. Em alguns casos, pode também ser um fator agravante.

História clínica e análise dos sintomas :

A história e a revisão dos sistemas devem dar uma ideia do estado de saúde geral do doente e podem fornecer pistas sobre as queixas de dor. A dor pode ser um sintoma ou uma queixa contínua de uma doença sistémica. A utilização de medicação pelo doente deve ser registada. Os efeitos da medicação, como a fadiga, as tonturas, a ansiedade, a insónia ou a depressão, podem influenciar as queixas de dor do doente. [11]

História familiar social e profissional :

A dor crónica pode ter um impacto catastrófico na capacidade de manter a vida quotidiana e de cumprir as responsabilidades. A dor tem um impacto profundo e muitas vezes negativo nas relações familiares e sociais, razão pela qual é importante avaliar a extensão da disfunção que ocorreu.

Avaliação psicológica:

Quanto mais crónica a dor se torna, mais frequentemente os factores psicológicos estão associados às queixas de dor. A avaliação psicológica de rotina pode não ser necessária para a dor aguda, mas é essencial para a dor crónica.

Existem vários instrumentos de medição que podem ser utilizados para avaliar o estado psicológico dos doentes. Estes incluem: -

1. Inventário Multidimensional da Dor (MPI), desenvolvido por Turk e Rudy.
2. Lista de controlo de sintomas 90 (SCL - 90)
3. Escala IMPATH ou TMJ

Dor orofacial Exame clínico:

Localizar a origem da dor:

Embora a história seja importante para identificar a localização da dor, o exame é o mais importante. Se a dor for primária, não há problema. No entanto, se a dor for de origem secundária, é necessário encontrar a localização para um diagnóstico e tratamento correctos. Isto pode ser conseguido seguindo 4 regras:

i) A provocação local no local da dor não aumenta a dor.

ii) A provocação local na fonte da dor não só aumenta o nível de dor, mas também a Localização.

iii) O bloqueio do local da dor por LA não leva ao alívio da dor.

iv) Um anestésico local que bloqueia a fonte de dor reduz a dor tanto na fonte como no local da dor.

o local.

Durante um exame de dor orofacial, todas as estruturas desta região devem ser cuidadosamente examinadas;

    I. Auditoria geral

        A. Sinais de vida

            1. BP

            2. Frequência de pulso

            3. Taxa de respiração

            4. Temperatura

        B. Avaliação dos nervos cranianos

        C. Avaliação dos olhos

        D. Avaliação dos ouvidos

        E. Avaliação do colo do útero

        F. Equilíbrio e coordenação

II. Exame dos músculos
  A. Palpação
    1. Dor e sensibilidade
    2. Desencadeamento da dor e transmissão da dor
III. Avaliação do sistema mastigatório
  A. Amplitude de movimento mandibular
    1. Medições
    2. Dor
  B. Classificação TMJ
    1. Dor
    2. Disfunção
  C. Estruturas orais
    1. Tecido mucogengival
    2. Dentes
    3. Periodonto
    4. Oclusão
IV. Outros métodos de diagnóstico
  A. Imagiologia
  B. Testes laboratoriais
  C. Teste de provocação psicológica

AUDITORIA GERAL:

Sinais vitais: Os sinais vitais devem ser registados. Embora nem sempre sejam úteis para o diagnóstico, em alguns casos podem dar um contributo importante para a dor.

Avaliação dos nervos cranianos :

Devem ser identificados quaisquer problemas graves relacionados com a função dos nervos cranianos para avaliar eventuais perturbações neuropáticas.

Exame dos músculos:

Quando um músculo saudável está a funcionar normalmente, não há dor. Um sinal clínico comum de tecido muscular danificado é a dor, que pode ser provocada por várias causas, como traumatismos ou utilização excessiva devido a sobrecontracção, etc. O grau e a localização da dor e da sensibilidade muscular são determinados pela palpação. O grau e a localização da dor e da sensibilidade muscular são determinados pela palpação.

Palpação :

A palpação digital é um método amplamente aceite. A palpação é efectuada utilizando a superfície palmar do dedo médio, com o dedo indicador a palpar as áreas vizinhas. Deve ser aplicada uma pressão firme, mas firme. [12]

Não só se identifica o músculo afetado, como também se regista o grau de desconforto, utilizando os seguintes critérios

  1. Sem dor / sem sensibilidade / sem desconforto
  2. O doente considera a palpação desagradável (sensibilidade / dor)
  3. Desconforto ou dor evidente
  4. O doente apresenta um efeito erosivo da lacrimação ocular e verbaliza a zona palpada.

O exame dos músculos faciais inclui a palpação dos seguintes músculos: Temporal, masseter, esternocleidomastóideo, músculo pós-cervical.

Indicação para dores de pontos de gatilho:

Os pontos de gatilho actuam como neurónios de dor profunda que podem causar efeitos de excitação central. É importante que sejam identificados e registados. Para localizar os pontos de gatilho, o examinador deve palpar todo o corpo muscular. Trata-se de zonas clinicamente hipersensíveis. Uma vez localizado um ponto de gatilho, a aplicação de pressão sobre este ponto resulta normalmente num aumento da dor de referência ou da dor desencadeada. [12]

Avaliação do sistema mastigatório:

Os seguintes critérios provaram ser úteis e fiáveis para a identificação e localização precisas da dor no músculo masseter:

    i)   A dor deve estar direta e logicamente relacionada com a função do maxilar inferior, que está relacionada com a mastigação.

    ii)   A sensibilidade no músculo masseter ou na articulação temporomandibular deve ser reconhecível por palpação manual ou manipulação funcional.

    iii)   O bloqueio analgésico de um músculo ou de uma articulação sensível à dor deve confirmar a presença e a localização exacta da dor.

Os movimentos da mandíbula e as articulações temporomandibulares devem ser verificados quanto ao seu correto funcionamento.

<u>Estruturas orais:</u>

A gengiva e toda a mucosa oral devem ser examinadas por toque, picadas de agulha e palpação manual para identificar áreas de sensibilidade anormal. Os dentes, especialmente do lado do desconforto, devem ser excisados individualmente;

    i)   Sensibilidade ou sensibilidade sem provocação.

    ii)   Sensibilidade ou sensibilidade devido à função de oclusão.

    iii)   Sensibilidade ao toque, toque ou sondagem com uma broca dentária.

    iv)   Dor à percussão do dente.

    v)   Resposta à estimulação térmica/eletiva

    vi)   Evidência radiológica de patologia

    vii)   Traumatismo oclusal

- A condição periodontal deve ser cuidadosamente examinada.
- Qualquer anomalia ou desarmonia da oclusão deve ser verificada. [12]

<u>OUTROS TESTES DE DIAGNÓSTICO :</u>

As técnicas de imagiologia podem ser utilizadas para confirmar uma suspeita de anomalia, para excluir possíveis anomalias que não possam ser detectadas por outros métodos ou para determinar a extensão de uma doença detectada. É o melhor método para investigar uma suspeita de tumor, infeção ou inflamação. Em algumas doenças que não apresentam anomalias clínicas, a imagiologia pode detetar anomalias, pelo que o seu maior valor consiste em excluir doenças graves e potencialmente fatais. [12]

<u>Teste laboratorial :</u>

Se o médico suspeitar de problemas médicos graves, podem ser necessárias análises laboratoriais para confirmar o diagnóstico. As análises ao sangue também ajudam a excluir outras infecções ou doenças sistémicas [12]

<u>Determinar a categoria da dor:</u>

Depois de completar a história e o exame, o médico deve ter uma compreensão completa das queixas do doente e o passo seguinte é classificar a dor na categoria de dor correcta.

A dor é classificada em 2 eixos: físico e psicológico. Pode ser utilizado para determinar uma categoria de diagnóstico adequada. A categoria correcta pode ser determinada através da pontuação das 6 perguntas seguintes.

1) A dor é aguda ou crónica?

A dor pode ser considerada crónica se persistir para além do período normal de cura, que é classicamente definido como 6 meses.

Em certa medida, a dor crónica tem uma componente psicológica, ou seja, um Eixo II.

É importante identificar os doentes que podem ter uma perturbação do Eixo II, uma vez que o tratamento é diferente.

2) A dor é neuropática ou somática?

Partindo do princípio de que os factores do Eixo II não são características dominantes das queixas do doente, a questão seguinte é saber se a dor tem origem em estruturas somáticas ou se é neuropática. A dor neuropática tem as seguintes características clínicas.

    i)   Dor ardente que é desencadeada por uma lesão e que não cede.

    ii)   Dor que ocorre de forma desproporcional ao estímulo.

    iii)   Dor que é acompanhada por outros sistemas neurológicos.

    iv)   A dor desencadeada é intensificada pela atividade simpática eferente nesta zona.

3) A dor é primária ou secundária?

Vamos assumir que as queixas do doente não contêm quaisquer indicações de dor neuropática. A questão de diagnóstico seguinte é saber se a dor é primária ou secundária.

Uma vez que não existe um tratamento claro para a dor secundária, é essencial identificar a fonte primária da dor. [13]

4) A dor é superficial ou profunda?

Partindo do princípio de que as queixas do doente são identificadas como dor primária, é necessário determinar o local de origem, ou seja, se se trata de dor superficial ou superficial profunda.

5) Trata-se de dores músculo-esqueléticas e viscerais?

Se se assumir que a dor tem origem em estruturas somáticas profundas, deve ser excluída a hipótese de se tratar de estruturas músculo-esqueléticas ou viscerais.

6) A dor é inflamatória?

Quer se trate de uma dor superficial, goitrosa, neuropática ou primária inflamatória, esta deve ser tratada de forma diferente da dor não inflamatória. [11]

<u>**CONFIGURAÇÃO DO DIAGNÓSTICO CLÍNICO :**</u>

Antes de iniciar a terapia definitiva, é aconselhável confirmar o diagnóstico clínico. Existem 4 métodos que podem ajudar no diagnóstico;

    i)   Bloqueio analgésico de diagnóstico
    ii)   Utilização de medicamentos de diagnóstico
    iii)   Consulta
    iv)   Terapia experimental

<u>Bloqueio analgésico de diagnóstico :</u>

- Essencial para distinguir entre dor primária e secundária.
- Útil para identificar a via que medeia a dor periférica e a fonte local da dor.

O bloqueio analgésico hábil dos músculos do sistema mastigatório, da articulação temporomandibular e das articulações temporomandibulares é particularmente útil no diagnóstico das dores de mastigação e das perturbações miofasciais da dor que não são atribuíveis ao aparelho mastigatório.

Os bloqueios de diagnóstico e analgésicos dividem-se em

a) Injecções musculares - valiosas para determinar a origem da dor e o valor terapêutico

b) Injeção de bloqueio nervoso - ajuda a determinar se a estrutura dolorosa é um local ou fonte de dor.

C) injecções intracapsulares - injecções diretamente na articulação temporomandibular por razões terapêuticas.

Consulta :

Ocasionalmente, os problemas de dor requerem um médico, um otorrinolaringologista, um ortopedista ou um neurologista para identificar corretamente a perturbação da dor.

Terapia experimental :

A terapia experimental inicial é um bom meio de confirmar um diagnóstico, desde que o investigador esteja familiarizado com os efeitos da terapia com placebo. Isto é especialmente verdade se o doente tiver uma perturbação do Eixo II.

A oxcarbazepina pode ser utilizada para confirmar um diagnóstico duvidoso de superfície paroxística. Este medicamento não tem efeito analgésico e, por conseguinte, não alivia a dor em si. Se o alívio em poucos dias exceder largamente o efeito placebo máximo de 40%, trata-se de uma prova presuntiva de que se trata efetivamente de uma doença neurológica paroxística. No entanto, a ausência de alívio não exclui uma doença neurológica. [14]

<u>Diagnóstico diferencial da dor orofacial</u>

(Okeson J, classificação da Academia Americana de Dor Orofacial)

1. Distúrbios da dor intracraniana

- ◆ Neoplasia
- ◆ Aneurisma
- ◆ Abcesso
- ◆ Hemorragia
- ◆ Hematoma
- ◆ Edema

2. Perturbações primárias das cefaleias (doenças neurovasculares)

- ◆ Enxaqueca
- ◆ Variantes da enxaqueca
- ◆ Dores de cabeça em salvas
- ◆ Hemicrania paroxística
- ◆ Arterite craniana
- ◆ Carotodinia
- ◆ Cefaleias de tipo tensional

3. Perturbações neurogénicas da dor

- ◆ Nevralgia paroxística (nervo trigémeo, nervo glossofaríngeo, nervo intermédio, nervo laríngeo superior)
- ◆ Perturbações da dor contínua (surdez, neurite, nevralgia pós-herpética, nevralgia pós-traumática e pós-operatória)
- ◆ Dor mantida com simpatia

4. Distúrbios da dor intra-oral

  - ◆ Polpa dentária
  - ◆ Periodonto
  - ◆ Tecido mucogengival
  - ◆ Língua

5. Distúrbios temporomandibulares

- ◆ Músculo da mastigação
- ◆ Articulação temporomandibular
- ◆ Estruturas associadas

6. Estruturas associadas (ouvidos, olhos, nariz, seios paranasais, garganta, gânglios linfáticos, glândulas salivares, pescoço)

7. Perturbações mentais do eixo II (perturbações somatoformes, síndroma de dor de origem psicogénica)

Capítulo 6 CONSIDERAÇÕES GERAIS PARA O TRATAMENTO DAS DORES OROFACIAIS :

As condições que levam à dor podem ser alteradas. O tratamento de pessoas que sofrem de dor envolve a influência dos factores que desencadeiam e intensificam a dor e/ou a introdução de meios e métodos que permitam aos doentes lidar melhor com o seu desconforto. O tratamento da dor inclui os seguintes factores:

i)   Eliminação dos estímulos nocivos causadores.

ii)   Interrupção dos circuitos nociceptivos

iii) Reforço do mecanismo neuronal de inibição da dor.

As modalidades de tratamento das perturbações da dor orofacial são as seguintes

1. Terapia farmacológica

   A. Analgésicos

      1. Princípios activos não narcóticos

      2. Narcóticos

      3. Análise adjuvante

   B. Agentes anestésicos

      1. Anestésico tópico

      2. Anestesia local injetável

   C. Agentes anti-inflamatórios

   D. Relaxantes musculares

   E. Antidepressivos

   F. Remédio para a ansiedade

   G. Substâncias vasoactivas

   H. Bloqueadores da norepinefrina

   I. Agentes antimicrobianos

   J. Agentes antivirais

   K. Anti-histamínicos

   L. Anticonvulsivantes

   M. Agentes neurolíticos

N.   Agentes uniconúricos

O. Considerações nutricionais

2. Fisioterapia

A. Modalidades

1. Estimulação sensorial

2. Ultrassom

3. Estimulação electrogalvânica

4. Calor profundo

B. Técnicas manuais

1. Massagem

2. Técnicas de pulverização e de estiramento

3. Exercício

4. Atividade física

3. Terapia psicológica

A. Aconselhamento

B. Formação para mudar o comportamento

1. Formação para reduzir o stress

2. Formação para a redução.

Terapia farmacológica

Drugs	Classification	Mechanism of action
Morphine Oxycodone Methadone Codeine Hydrocodone	opioid	provide pain relief because they bind to opiate receptors in the CNS thus altering pain perception[15]
Tramadol Acetaminophen		The primary mechanism of action of the all of the NSAIDs reviewed herein is that they inhibit

		prostaglandin synthesis by decreasing the activity of the cyclooxygenase enzyme[15]
Aspirin Ibuprofen Naproxen Nabumetone Piroxicam Sodium Diclofenac Celecoxib Meloxicam	NSAID	
Methylprednisolone Triamcinolone Fluocinonide	Steroid	These agents are powerful anti-inflammatory agents, and, like aspirin, are used for acute pain and even sometimes for chronic pain.[15]
Lidocaine Benzocaine	Sodium channel blocker	The anesthetics are both membrane stabilizing agents that work by blocking voltagegated Na+ channels.[15]

Botulinum toxins	Neurotoxins produced by *Clostridium botulinum*	can block acetylcholine release at the neuromuscular junction[15]
Carbamazepine Oxcarbazepine Lamotrigine Levetiracetam Gabapentin Pregabalin Valproate Topiramate	anti-convulsant	depress abnormal neuronal discharges and raise the threshold for the propagation of neural impulses.
Amitriptyline Nortriptyline	antidepressant	potentiate the actions of biogenic amines in the CNS by blockade of their major means of physiological inactivation-reuptake at nerve terminals.
Metaxalon Methocarbamol Carisoprodol Cyclobenzaprine	Anti-spasmodic	acts by enhancing the GABA-induced increase in chloride conductance and acts centrally to depress polysynaptic reflexes[15]

Fisioterapia:

As modalidades de fisioterapia são tratamentos em que é utilizado um instrumento, dispositivo ou agente para obter o efeito desejado. Estas incluem a estimulação sensorial, os ultra-sons, a estimulação electro-galvânica, o calor profundo e outros métodos. [16]

Estimulação sensorial:

Podem ser classificadas de acordo com o tecido e o tipo de estimulação, por exemplo, cutânea, transcutânea, percutânea.

Estimulação cutânea:

O efeito ocorre através da estimulação das aferências cutâneas com mielinização espessa, especialmente os neurónios A - B. Outros mecanismos inibitórios podem também estar envolvidos.

Existem muitas *formas de* estimulantes *da pele:*

1) Pressionar ou esfregar a pele no local da lesão: a massagem superficial é um importante meio de alívio da dor. É intensificada pela adição de uma substância estimulante, como o álcool ou o mentol.

2) Contra a irritação: Os emplastros de mostarda são um remédio antigo.

A estimulação ligeira dos nociceptores aumenta igualmente os mecanismos de inibição da dor. Foi utilizada uma mistura de acústica e de sódio.

A terapia com vapocolante é importante para o tratamento das dores dos pontos de gatilho miofasciais. Originalmente concebido como um anestésico local, é um estimulador ligeiro dos nociceptores cutâneos e das fibras A- B. Este facto estimula o método analgésico. O spray de cloreto de etilo é utilizado e o seu uso em movimentos mandibulares dolorosos foi introduzido por Schwartz em 1954. A intermitência é um elemento essencial da terapia Vopocoolant e torna-a mais eficaz. As fibras aferentes espessas adaptam-se rapidamente à estimulação e respondem melhor às mudanças de gradiente. Por conseguinte, a aplicação intermitente de calor e de frio é mais importante. [16]

Vibrações mecânicas

[rd]também é utilizada e pelo menos 1/3 dos doentes obtêm um alívio completo da dor que se mantém durante várias horas após a estimulação.

Hidroterapia: É particularmente útil para as dores no pescoço e nas costas de origem muscular. A água em movimento e em circulação e o fluxo rápido da água inferior têm um efeito terapêutico. [16]

Estimulação transcutânea :

TENS: Utiliza uma corrente de alta frequência mas de intensidade muito baixa. É utilizada para estimular as aferências não nociceptivas A- B da pele, que activam o mecanismo descendente de inibição da dor sem o envolvimento de péptidos opióides. É sentida como um formigueiro ou vibração sem contração muscular fásica, embora possa ocorrer uma ligeira contração tónica nos músculos vizinhos. O efeito deve ser imediato e geralmente limitado ao segmento estimulado. O efeito analgésico situa-se entre 50 e 70 %. [16]

Electro-acupunctura: utiliza uma frequência de fluxo (2H2) mas uma intensidade elevada de corrente eléctrica e é aplicada em zonas específicas da pele, conhecidas como pontos de acupunctura. É utilizada para estimular a nocicepção muscular, que por sua vez ativa o mecanismo antinociceptivo endógeno. O efeito não é imediato, sendo necessário um tempo de indução de 15 a 20 minutos. A analgesia pode ser segmentar ou generalizada. [16]

A anticoccose dos dentes e da boca é conseguida de forma segmentar através da estimulação dos acupontos intra-orbitais, enquanto o efeito mais geral provém do acuponto Hoku, localizado entre o polegar e o indicador, e os melhores resultados são conseguidos quando ambos os acupontos são estimulados livremente ao mesmo tempo. Tanto a TENS como a EP são eficazes quando utilizadas corretamente e proporcionam um alívio satisfatório da dor em 50-70% dos casos.[16]

A estimulação percutânea é realizada com eléctrodos que penetram na pele e é utilizada em neurocirurgia. A estimulação do nervo subcutâneo (SCNS) com corrente eléctrica leva a uma analgesia sustentada e não se desenvolve tolerância. [16]

Termoterapia

A termoterapia em reabilitação é a aplicação terapêutica de calor superficial e suave para aumentar a circulação, promover a cicatrização, aumentar a extensibilidade dos tecidos moles e controlar a dor. No contexto do controlo da dor, o potencial benefício terapêutico do calor superficial deve-se aos seus efeitos no metabolismo, na atividade neuromuscular e hemodinâmica.

Embora os mecanismos terapêuticos atribuíveis ao calor superficial afectem principalmente a cicatrização dos tecidos e a geração de dor nociceptiva aguda, a termoterapia também pode ser benéfica no tratamento global da dor crónica. Um ligeiro aumento da temperatura dos tecidos desloca a curva de dissociação oxigénio-hemoglobina para a direita, tornando mais oxigénio disponível para a reparação dos tecidos. O aumento da atividade enzimática aumenta a absorção de oxigénio pela célula, promovendo assim a cicatrização.

Foi relatado que o aumento da temperatura do músculo esquelético (para 42 °C) diminui as taxas de disparo das eferentes do fuso muscular gama e do tipo II, enquanto aumenta as taxas de disparo das fibras do tipo II do órgão tendinoso de Golgi. Isto pode reduzir reflexivamente o tónus e o espasmo do músculo esquelético, diminuindo a taxa de disparo dos neurónios motores alfa. A redução da atividade muscular esquelética pode ser útil para quebrar o ciclo dor-espasmo-exacerbação da dor.[17]

Terapia de frio

Na reabilitação, a crioterapia elimina o calor do corpo através da utilização de ligeiros refrigerantes superficiais. A crioterapia é utilizada para combater a dor, o edema e a inflamação, melhorar a mobilidade e reduzir a espasticidade.

O efeito terapêutico do frio resulta geralmente do seu efeito nos processos metabólicos, neuromusculares e hemodinâmicos. A aplicação de frio pode reduzir a entrada nociceptiva e a perceção da dor através de mecanismos locais e do sistema nervoso central. Em resposta ao frio, a resposta vasoconstritora diminui a libertação de substâncias vasodilatadoras locais, o que reduz a sensibilização dos nociceptores. [0]Devido a alterações axonais metabólicas, a velocidade de condução nervosa das fibras aferentes somatossensoriais diminui cerca de 2 m/s por cada queda de 1° C na temperatura intersticial, sendo as fibras A-delta as mais sensíveis às reduções de velocidade mediadas pelo frio. Uma aplicação de frio de 10 a 15 minutos pode ir para além das alterações imediatas e proporcionar alívio da dor durante mais de 1 hora.[17]

Ultrassom:

Ao contrário dos ultra-sons utilizados para imagiologia médica, os ultra-sons terapêuticos são utilizados para fornecer energia aos tecidos profundos através da propagação de ondas de ultra-sons para provocar um aumento da temperatura dos tecidos ou alterações fisiológicas não térmicas. Em vez de enviar ondas de ultra-sons através do tecido e depois processar o eco de retorno para criar uma imagem das estruturas subjacentes, os ultra-sons terapêuticos fornecem energia numa direção: a energia dos ultra-sons faz vibrar as moléculas do tecido mole à medida que estas são sujeitas à compressão e rarefação causadas pela onda sonora. O aumento do movimento molecular leva à micro-fricção entre as moléculas e é gerado calor por fricção, o que aumenta a temperatura do tecido.[17]

Diatermia

A diatermia é a utilização de radiação electromagnética de ondas curtas (comprimento de onda 3-30 m, frequência 10-100 MHz) ou micro-ondas (comprimento de onda 0,001-1 m, frequência 300 MHz a 300 GHz) para gerar calor nos tecidos do corpo através da conversão.[17]

Técnicas manuais :

Massagem :

A estimulação suave dos nervos sensoriais da pele tem um efeito inibitório sobre a dor. Massajar suavemente os tecidos que cobrem uma zona dolorosa pode muitas vezes reduzir a sensação de dor. A massagem profunda pode ser ainda mais benéfica. Ajuda a mobilizar os tecidos, a aumentar o fluxo sanguíneo na zona e a eliminar os pontos de gatilho. É particularmente eficaz quando se segue uma preparação de 10 a 15 minutos do tecido com calor húmido profundo, que relaxa o tecido muscular e aumenta o efeito da massagem profunda. [16]

Tecnologia de pulverização e de estiramento :

Utiliza-se uma mistura de fluorocarbonetos, como o fluorometano, como refrigerante de vapor. O músculo é esticado e o vapor refrigerante é aplicado em movimentos paralelos, numa direção, na zona de referência da dor. No final do tratamento, deve ser aplicado calor húmido para obter melhores resultados. É utilizado para tratar os pontos de gatilho miofaciais:

A forte contração do antagonista provoca um relaxamento reflexo do agonista, e este princípio é utilizado no tratamento dos espasmos dos músculos da mastigação. O músculo elevador esparso pode ser relaxado abrindo a boca contra resistência. A retrusão da mandíbula protuberante contra resistência leva ao relaxamento de um músculo pterigóideo lateral inferior espástico.[16]

Atividade física: Manter a atividade física é uma parte importante da terapia para os doentes com dor crónica. Os doentes tendem a retirar-se e a deitar-se na cama. As pessoas que mantêm um certo nível de aptidão aeróbica parecem sentir-se melhor, dormir melhor e concentrar-se melhor.[16]

Terapia psicológica:

são concebidos para minimizar os factores do Eixo II que influenciam ou causam a perturbação da dor.

Existem 2 tipos:

1) Aconselhamento
2) Formação para mudar comportamentos.

Consultoria :

Todas as perturbações da dor são influenciadas, em certa medida, por factores psicológicos e devem quase sempre ser consideradas no tratamento de uma condição de dor.

A primeira terapia proposta ao doente é a educação. Educar o doente sobre a sua dor tem um elevado valor terapêutico. Muitos doentes sentem um aumento dos níveis de ansiedade, stress emocional e depressão desencadeados pela própria dor quando esta é reduzida através de uma educação adequada. [16]

Os 5 factores seguintes devem ser considerados quando se discute pela primeira vez a condição de dor com o doente.

1. *para efetuar um diagnóstico definitivo*
2. *Oferecer segurança*
3. *Explicar o problema em termos adequados*
4. *Não negar a dor ao doente*
5. *Criar expectativas realistas*

Biofeedback

O biofeedback é uma técnica que utiliza registos psicofisiológicos em tempo real para obter informações sobre o funcionamento dos sistemas fisiológicos. O biofeedback para a dor funciona muitas vezes identificando primeiro as disfunções fisiológicas individuais do doente que podem estar a contribuir para a dor, ajudando o doente a reconhecer quando essas disfunções ocorrem e, em seguida, ajudando-o a corrigi-las através da observação da visualização e da tentativa de implementar uma série de estratégias correctivas. Por exemplo, a maioria das pessoas com dores musculares crónicas não consegue reconhecer a tensão muscular como as pessoas sem dor. Assim, têm tendência a manter os músculos muito tensos durante longos períodos de tempo, o que pode causar ou contribuir para a dor crónica. O biofeedback pode ser utilizado para fazer corresponder as sensações provenientes dos músculos ao nível real de tensão, de modo a que as pessoas não permaneçam tensas durante mais tempo do que o necessário.[16]

A hipnose:

O interesse pela hipnose ou analgesia hipnótica como tratamento da dor crónica tem aumentado no último século. Basicamente, o tratamento com hipnose consiste numa "indução" (geralmente um pedido de concentração) seguida de sugestões (geralmente para mudanças na experiência do cliente). No entanto, para além desta estrutura básica, existem grandes diferenças em muitas características do tratamento com hipnose. Por exemplo, uma indução pode durar segundos ou muitos minutos, até uma hora ou mais. As sugestões podem variar tanto em termos da sua especificidade (para experiências particulares em oposição a "mudanças" mais vagas) como em termos do objetivo da mudança (por exemplo, redução da dor, aumento do conforto, distração, mudança de crenças ou atitudes, aumento da auto-eficácia, melhoria do sono). Se o foco (ou um dos focos) do tratamento hipnótico é a redução da dor, as sugestões podem incluir: (1) mudar as sensações de dor para outra coisa, por exemplo, dormência; (2) reduzir a dor; (3) aumentar o conforto; (4) mudar o foco de atenção para longe da dor; e (5) aumentar a capacidade de ignorar a dor, entre outras. As sugestões pós-hipnóticas, ou seja, as sugestões feitas durante a hipnose de que o paciente sentirá uma mudança na sua experiência após a sessão ou fora do contexto hipnótico, podem ou não incluir a ligação de pistas para influenciar a dor ou que os benefícios do tratamento serão "permanentes". Além disso, os participantes podem ser instruídos a praticar a auto-hipnose fora do contexto do tratamento, e podem ser fornecidas gravações áudio das sessões.

para ajudar os participantes a praticarem em casa.[16]

<u>PERTURBAÇÕES DA DOR:</u>

Dor de cabeça

Como as estruturas da cabeça e da face estão anatomicamente muito próximas e os dentistas são frequentemente chamados a avaliar a dor orofacial, é essencial que estejam familiarizados com as manifestações clínicas das cefaleias. [18]

As dores de cabeça são uma das queixas mais comuns tanto nos adolescentes como nos adultos. As estimativas da frequência das dores de cabeça variam, mas a maioria dos inquéritos sugere que cerca de 90% das pessoas têm dores de cabeça pelo menos uma vez por ano, sendo que as enxaquecas graves e incapacitantes afectam cerca de 35% da população. As dores de cabeça são relativamente raras nas crianças, mas aumentam com a idade. [19]

A maioria dos doentes com cefaleias que se apresentam aos cuidados primários tem cefaleias primárias. Os doentes podem ter mais do que um tipo de cefaleia primária (por exemplo, enxaqueca sem aura e cefaleia de tensão) e cada tipo de cefaleia deve ser tratado separadamente. A apresentação de uma cefaleia secundária é rara. Nas cefaleias primárias, os resultados do exame neurológico são normalmente normais e os exames não são úteis para o diagnóstico. Na avaliação das cefaleias, a história clínica individual do doente é da maior importância. O objetivo da história clínica é classificar o(s) tipo(s) de cefaleia e procurar cefaleias secundárias. Uma história clínica inadequada é a causa provável da maioria dos diagnósticos incorrectos do tipo de cefaleia.[19]

As causas das dores de cabeça são complexas, mas podem ser desencadeadas pelos seguintes factores:

a) Dilatação das artérias intracranianas e extracranianas
b) Deslocação de grandes vasos intracranianos ou do seu revestimento dural
c) Compressão ou inflamação dos nervos cranianos ou espinais
d) Inflamação
e) Espasmo
f) Traumatismos dos músculos cranianos, faciais e do pescoço
g) Irritação meníngea
h) Aumento da pressão intracraniana

A classificação das cefaleias da Sociedade Internacional de Cefaleias

Primeira parte: A primeira dor de cabeça

a) Enxaqueca
b) Cefaleias de tipo tensional
c) Cefaleias em salvas e outras cefaleias autonómicas do trigémeo
d) Outras cefaleias primárias

Segunda parte: Dores de cabeça secundárias

a) Cefaleia atribuída a traumatismo craniano ou da coluna cervical
b) Cefaleia atribuída a doença vascular craniana ou cervical
c) Cefaleia atribuída a uma doença intracraniana não vascular
d) Dores de cabeça causadas por substâncias ou pela sua retirada
e) Dor de cabeça atribuída a uma infeção
f) Dores de cabeça atribuídas a uma perturbação da homeostasia
g) Dor de cabeça ou facial devido a uma perturbação do crânio, pescoço, olhos, orelhas, nariz, seios nasais, dentes, boca ou outras estruturas da face ou do crânio
h) Dor de cabeça atribuída a uma perturbação psiquiátrica

Enxaqueca

A enxaqueca é a perturbação primária grave mais comum das cefaleias. A prevalência mundial ao longo da vida é de 10% nos homens e de 22% nas mulheres. A enxaqueca apresenta-se normalmente sob a forma de cefaleias episódicas "doentias" que interferem com a vida normal.

Uma enxaqueca é tipicamente: . unilateral

. pulsante

. acumula-se ao longo de minutos ou horas

. moderada a fortemente pronunciada

.associada a náuseas e/ou vómitos e/ou sensibilidade à luz e/ou sensibilidade ao som/aversão aos odores

. desativar

. agravada pela atividade física de rotina.

As enxaquecas também podem ser desencadeadas por outros factores, como alterações climáticas, padrões de sono irregulares, álcool ou determinados alimentos.

A enxaqueca é classificada pela presença ou ausência de uma aura. Uma aura típica inclui sintomas visuais e/ou sensoriais e/ou de fala disfásicos totalmente reversíveis. Os sintomas podem ser positivos (por exemplo, luzes intermitentes, manchas, linhas em ziguezague, formigueiro) ou negativos (por exemplo, perda de visão, dormência). Os sintomas desenvolvem-se normalmente durante um período superior a 5 minutos e desaparecem no espaço de 60 minutos. Podem ocorrer diferentes sintomas de aura, uns a seguir aos outros. Deve ser considerado um ataque isquémico transitório se o início da aura for muito rápido, se os diferentes sintomas da aura ocorrerem simultaneamente e não sequencialmente, se a aura for puramente negativa ou se for muito breve.[20]

Uma aura prolongada deve indicar a possibilidade de uma causa secundária. Uma aura também pode ocorrer sem dor de cabeça.

As crises recorrentes, que duram quatro a 72 horas, ocorrem menos frequentemente do que uma vez por ano ou mesmo diariamente. A frequência média é de uma a duas por mês. A enxaqueca crónica é uma enxaqueca que ocorre em 15 ou mais dias por mês durante um período superior a três meses. Na enxaqueca crónica, a dor de cabeça pode ter características mais típicas das cefaleias de tipo tensional.

Cinquenta por cento dos doentes com enxaqueca são incorretamente diagnosticados com outro tipo de cefaleia. O diagnóstico incorreto da cefaleia do tipo tensional episódica é comum. No estudo Landmark, quando os diários prospectivos foram revistos em relação a cefaleias diagnosticadas como cefaleias de tensão episódica, 82% dos diagnósticos médicos foram alterados para enxaqueca ou enxaqueca provável.[20]

Estudos de coortes e estudos de casos mostraram as características de uma história clínica que ajudam a diferenciar a enxaqueca de outras cefaleias:

. dores de cabeça episódicas graves que levam à incapacidade

. Náuseas

. Sensibilidade à luz para as dores de cabeça

. Sensibilidade à luz entre ataques

. Sensibilidade ao ruído

. aura típica (em 15-33 % dos doentes com enxaqueca)

. Agravamento devido a atividade física

. história familiar positiva de enxaqueca.

Em combinação com a avaliação da incapacidade funcional, as características que apresentam a maior sensibilidade e especificidade para o diagnóstico de enxaqueca são as náuseas e a sensibilidade à luz.[20]

Tratamento farmacológico da enxaqueca

Medicação abortiva

Mais de 90% dos doentes com enxaqueca sofrem de incapacidade durante as crises, e metade destes doentes têm de permanecer em repouso na cama. Apesar deste elevado nível de incapacidade, menos de 60% das pessoas que sofrem de enxaqueca têm as suas dores de cabeça diagnosticadas como tal por um médico.

O tratamento da enxaqueca divide-se em 3 estratégias específicas:

1) Terapia profiláctica ou preventiva

2) Terapia abortiva
3) Terapia paliativa ou de resgate

A base da terapia farmacológica é a toma regular de um ou mais medicamentos que actuam na enxaqueca. A escolha do medicamento depende da resposta do doente e da gravidade da crise. Os doentes com 4-6 crises de enxaqueca por mês ou menos são candidatos a uma terapia profiláctica ou preventiva. As crises menos frequentes podem ser tratadas com terapêutica abortiva. Os doentes com sintomas mais graves recebem uma terapêutica paliativa ou de resgate. O protocolo de profilaxia da enxaqueca inclui uma vasta gama de medicamentos, nomeadamente

. Princípios activos P-adrenérgicos
. Anticonvulsivantes
. antidepressivos tricíclicos
. Inibidores da monoamina oxidase
. medicamentos serotoninérgicos
. Antagonista dos canais de cálcio

Estes medicamentos devem ser tomados diariamente e, normalmente, são necessárias 2 a 6 semanas para que o efeito se concretize. Um objetivo razoável para a terapia preventiva é reduzir os sintomas em pelo menos 50%. Uma vez alcançada uma estabilização efectiva, a medicação deve ser mantida durante pelo menos 6 meses e depois interrompida.[21]

A base do tratamento da enxaqueca são os derivados da ergotamina e os medicamentos "triptanos", embora tanto a gravidade como a duração das enxaquecas possam ser reduzidas por agentes anti-inflamatórios, especialmente quando tomados durante os primeiros ataques. Em particular, a combinação de paracetamol, aspirina e cafeína foi aprovada pela FDA. A estimulação do recetor 5-HT1 pode parar a crise de enxaqueca. Derivados do triptano e da ergotamina.[21]

Stages	Therapy
Mild migraine	NSAIDs Combination analgesic Oral serotonin agonists
Moderate migraine	Oral, nasal, or subcutaneous serotonin agonists Oral dopamine agonist
Severe migraine	Intravenous or intramuscular dopamine agonists Prophylactic medications

Cefaleias de tipo tensional (TTH)

A cefaleia de tipo tensional (CTT) é a perturbação primária mais comum das cefaleias. A prevalência global ao longo da vida é de 42% nos homens e de 49% nas mulheres. A dor não é geralmente tão grave como a enxaqueca. A dor é tipicamente bilateral, de pressão ou puxão e de intensidade ligeira a moderada. Não há náuseas e a dor de cabeça não é agravada pela atividade física. Pode haver sensibilidade pericraniana, sensibilidade à luz ou ao som.

A cefaleia de tensão episódica (ETTH) ocorre em episódios de duração e frequência variáveis. A cefaleia de tensão crónica (CTTH) ocorre mais de 15 dias por mês durante um período superior a três meses. A ETTH incapacitante é rara. A maioria dos doentes com ETTH não recorre a um médico de clínica geral. Quando diagnosticada pela primeira vez, a enxaqueca é frequentemente confundida com ETTH. Nos doentes que apresentam cefaleias bilaterais, deve ser considerado o diagnóstico de cefaleia de tensão.[22]

Tratamento

A investigação demonstrou que a aspirina tem uma elevada taxa de resposta no alívio da dor após duas horas

em doentes com cefaleia do tipo tensão episódica. O paracetamol 1.000 mg teve uma taxa semelhante e ambos tiveram um bom desempenho em comparação com a resposta ao placebo. Não foram identificados ensaios de outras terapêuticas para o tratamento agudo de doentes com cefaleia de tipo tensão. A aspirina e o paracetamol são recomendados para o tratamento agudo de doentes com cefaleias de tipo tensional.[21]

Profilaxia farmacológica

Anti-hipertensores, a hipertensão arterial não causa normalmente dores de cabeça, embora os tratamentos anti-hipertensivos possam reduzir a frequência das dores de cabeça. Uma meta-análise mostrou que os antagonistas dos receptores da angiotensina II reduzem a frequência das cefaleias. Estudos mostraram que o lisinopril teve um efeito significativo na redução das horas e dos dias com cefaleias e enxaquecas. Nenhum destes estudos especificou o tipo de cefaleia ou identificou os doentes com hipertensão como parte do estudo.[23]

Medicamentos antiepilépticos

Foi identificado um estudo que mostrou uma diferença de 9,1% nas taxas de ausência de cefaleias em doentes com cefaleias crónicas diárias tratados com gabapentina em comparação com os que receberam placebo.[15]

Antidepressivos

Uma revisão Cochrane não encontrou diferenças significativas entre o tratamento com placebo e com fluoxetina em termos de redução da frequência e da gravidade das cefaleias. Os antidepressivos tricíclicos são mais eficazes do que os SSRI na redução das cefaleias crónicas. Verificou-se que os pacientes tratados com SSRIs tomam significativamente mais analgésicos do que os pacientes tratados com antidepressivos tricíclicos, o que equivale a cinco ou mais doses por mês. Os antidepressivos tricíclicos também reduziram a duração das cefaleias em 1,26 horas por dia e as pontuações do índice de cefaleias com base na frequência e na gravidade. A amitriptilina numa dosagem de 25-75 mg foi o antidepressivo tricíclico mais frequentemente estudado. Os antidepressivos tricíclicos, particularmente a amitriptilina 25-150 mg por dia, são recomendados como o fármaco de escolha quando se considera o tratamento profilático em doentes com cefaleia de tensão crónica.[21]

A mirtazapina mostrou uma redução significativa na frequência, duração e intensidade das cefaleias em doentes com cefaleia de tensão crónica em comparação com o placebo. Os comprimidos de libertação prolongada de venlafaxina (150 mg por dia) no tratamento profilático de doentes com cefaleia de tensão mostraram que o número médio de dias com cefaleia diminuiu em relação à linha de base no grupo da venlafaxina em dois dos três períodos de tempo estudados, mas não no grupo do placebo.

A tizanidina demonstrou ser melhor do que o placebo na redução das dores de cabeça (medidas pela frequência, duração e intensidade) em doentes com dores de cabeça crónicas diárias.[21]

Cefalalgia autonómica do trigémeo (TAC)

As cefalalgias autonómicas do trigémeo (TAC) são raras e caracterizam-se por ataques unilaterais graves de dor numa distribuição trigeminal. Estão associadas a características autonómicas cranianas ipsilaterais acentuadas. A cefaleia em salvas (CH) é a TAC mais comum (prevalência estimada de 1:1.000). A hemicrania paroxística (HP) está provavelmente subestimada (prevalência estimada de 1 em 50.000). As crises de cefaleia neuralgiforme unilateral de curta duração com injeção conjuntival e lacrimejo (SUNCT) e as crises de cefaleia neuralgiforme unilateral de curta duração com sintomas autonómicos cranianos (SUNA) são muito raras.[18]

As crises de cefaleia em salvas provocam uma dor intensa e estritamente unilateral. A dor está localizada numa ou numa combinação de regiões orbitais, supra-orbitais ou temporais. De acordo com a classificação ICHD-II, devem estar presentes características autonómicas ipsilaterais durante um ataque. Cada ataque começa e termina abruptamente, dura 15 minutos a três horas e o doente fica inquieto durante um ataque. A frequência dos ataques varia de um a cada dois dias a oito por dia. Pode haver dores de cabeça persistentes entre os ataques e podem estar presentes características semelhantes às da enxaqueca. Observa-se muitas vezes um ritmo circadiano evidente; os ataques ocorrem frequentemente à mesma hora do dia e concentram-se na mesma altura todos os anos. Oitenta a 90% dos doentes sofrem de cefaleias em salvas episódicas, em que os ataques ocorrem em períodos que duram semanas a meses, intercalados com períodos sem cefaleias. Os restantes 10-20% sofrem de cefaleia em salvas crónica (sem remissão no espaço de um ano ou com remissões que duram menos de um mês).[21]

A hemicrania paroxística tem características semelhantes às da cefaleia em salvas, mas os ataques são mais curtos (245 minutos), mais frequentes (até 40 por dia) e ocorrem mais frequentemente em mulheres. A maioria dos doentes sofre da forma crónica em vez da forma episódica. A maioria dos ataques ocorre espontaneamente, mas 10% também podem ser despoletados mecanicamente ao inclinar ou virar a cabeça. O diagnóstico de acordo com os critérios da ICHD II é feito quando há uma resposta completa à indometacina e estão presentes características autonómicas ipsilaterais durante um ataque.

A SUNCT tem características semelhantes às da cefaleia em salvas e da hemicrania paroxística. Os ataques são mais curtos (2-250 segundos) e ocorrem com maior frequência (até 30 por hora). Ocorrem como ataques únicos, grupos de ataques ou numa forma sobreposta ("dente de serra"). Os ataques podem durar de uma a três horas de cada vez. As injecções conjuntivais e/ou as lágrimas são um pré-requisito para o diagnóstico. As crises podem ocorrer espontaneamente ou ser desencadeadas por manobras trigeminais (por exemplo, tocar no rosto) ou extra-trigeminais (por exemplo, movimento). Os ataques e as recaídas são irregulares.[21]

A SUNA é uma classificação proposta para os doentes com as características de cefaleia da SUNCT mas com outras características autonómicas cranianas. Os mímicos secundários são comuns e devem ser excluídos antes de ser feito o diagnóstico de cefaleia em salvas

Tratamento agudo

Triptanos

Uma injeção subcutânea de 6 mg de sumatriptano alivia a dor em 73-96% dos doentes com cefaleia em salvas aguda no espaço de 15 minutos. A administração nasal de 20 mg de sumatriptano actua mais lentamente e alivia a dor em 57% dos doentes após 30 minutos.

O zolmitriptano nasal 5 mg e 10 mg aliviou os ataques agudos após 30 minutos em 50% e 63% dos doentes com cefaleia em salvas, respetivamente. O zolmitriptano oral 10 mg alivia a dor do ataque agudo em 30 minutos em 47% dos doentes com cefaleia em salvas episódica.[21]

Recomenda-se como primeira escolha **uma** injeção subcutânea de 6 mg de sumatriptano Tratamento para o alívio de ataques agudos de cefaleias em salvas. O sumatriptano nasal ou o zolmitriptano são recomendados para o tratamento de ataques agudos de cefaleias em salvas em doentes que não toleram o sumatriptano subcutâneo.[20]

Oxigénio

Num pequeno estudo cruzado em dupla ocultação realizado há mais de 20 anos, 19 homens com cefaleia em salvas foram tratados com oxigénio a 100% versus inalação de ar de 6 litros/minuto através de uma máscara não respiratória durante 15 minutos. A pontuação média de alívio para todos os doentes tratados com oxigénio foi de 1,93 ± 0,22 (de uma pontuação possível de 3,0). Para os doentes tratados com ar, a pontuação de alívio foi de 0,77 ± 0,23.162 Um estudo anterior referiu que 75% de 52 doentes seleccionados aleatoriamente com cefaleias em salvas relataram um alívio significativo da dor quando tratados com oxigénio a 100% a uma taxa de 7 litros/minuto durante 15 minutos. Deve ser utilizada uma máscara apertada e não reinalante para tratar ataques agudos em todos os doentes com cefaleias em salvas. Deve ser considerado o uso de oxigénio a 100% (7-12 litros por minuto). Foram realizados estudos sobre a utilização de oxigénio hiperbárico, mas não foi demonstrado qualquer efeito profilático consistente.[21]

Lidocaína

Um estudo demonstrou que as gotas nasais de lidocaína a 10% proporcionaram alívio da dor em 37 minutos em doentes com cefaleia em salvas aguda, em comparação com 59 minutos em doentes que receberam um placebo salino. Em doentes cujos ataques de cefaleia em salvas não são bem aliviados com triptanos subcutâneos ou nasais e oxigénio a 100% inalado, podem ser consideradas gotas intranasais de lidocaína a 10% para acelerar o alívio dos ataques agudos.[22]

Profilaxia farmacológica

Bloqueadores dos canais de cálcio

Estudos abertos mostram que o verapamil reduz a frequência e a gravidade das cefaleias em salvas. Num pequeno estudo em dupla ocultação, 86% dos doentes que receberam verapamil (360 mg por dia) apresentaram uma redução da frequência das cefaleias em mais de 50%, enquanto o grupo do placebo não apresentou qualquer resposta. Foram utilizadas doses mais elevadas de verapamil (até 960 mg por dia), que são recomendadas para o tratamento preventivo das cefaleias em salvas. É necessária uma monitorização regular do eletrocardiograma. O verapamil 240-960 mg é recomendado para a profilaxia das cefaleias em salvas.[21]

Antagonistas HT

Não existem atualmente estudos controlados por placebo sobre a utilização da metisergida para as cefaleias em salvas. Um pequeno estudo concluiu que o pizotifeno é eficaz no tratamento da cefaleia em salvas, mas uma outra revisão concluiu que o efeito é mínimo.[21]

Medicamentos antiepilépticos

Um estudo em dupla ocultação, controlado por placebo, com valproato para o tratamento de cefaleias em salvas não mostrou qualquer efeito positivo. O estudo revelou uma taxa de resposta ao placebo invulgarmente elevada. Em estudos abertos, o topiramato e a gabapentina demonstraram ser eficazes em doentes com cefaleias em salvas.[21]

Esteróides

Num estudo em dupla ocultação, controlado por placebo, a injeção suboccipital de uma mistura de betametasona de ação prolongada e de ação rápida foi comparada com a injeção de soro fisiológico em doentes com cefaleias em salvas episódicas e crónicas. Oitenta e cinco por cento dos doentes a quem foi injetado o esteroide ficaram sem dores de cabeça na primeira semana após a injeção, em comparação com nenhum no grupo do placebo. Ao fim de quatro semanas, oito dos 11 pacientes que responderam ao tratamento continuavam sem crises. A opinião dos especialistas sugere que os esteróides orais podem ser utilizados para o tratamento preventivo a curto prazo das cefaleias em salvas, embora não estejam disponíveis resultados de estudos actuais.[19]

Hemicrania contínua

A hemicrania contínua é uma cefaleia contínua, estritamente unilateral, que aumenta e diminui de intensidade sem desaparecer completamente. Podem sobrepor-se à cefaleia contínua dores lancinantes de curta duração, acompanhadas de características autonómicas ipsilaterais. Embora raro, este é um diagnóstico importante a considerar, uma vez que existe uma resposta absoluta à indometacina. As mímicas secundárias são comuns e devem ser excluídas antes de se poder fazer um diagnóstico de hemicrania contínua primária. Uma boa resposta à indometacina não exclui uma causa secundária. Se um doente apresentar cefaleias crónicas diárias estritamente unilaterais, deve considerar-se a hipótese de hemicrania contínua. Os doentes com uma nova suspeita de hemicrania contínua devem ser encaminhados para investigação especializada.[21]

Novas dores de cabeça persistentes diárias

As cefaleias que são diárias e contínuas desde o início são classificadas como cefaleias persistentes diárias novas. É importante ter em conta as cefaleias secundárias e deixar passar três meses antes de fazer um diagnóstico de cefaleia persistente diária nova primária. Uma nova cefaleia persistente diária pode ter qualquer fenótipo. As cefaleias secundárias podem incluir hemorragia subaracnóidea
(SAH), meningite, aumento da pressão intracraniana, pressão baixa do líquido cefalorraquidiano, arterite de células gigantes e cefaleias pós-traumáticas. Os doentes com cefaleias persistentes que ocorrem diariamente devem ser encaminhados para um exame especializado
ser tidos em conta.[21]

Tratamento da hemicrania contínua - nova cefaleia persistente diária e SUNCT

A resposta à indometacina é essencial para o diagnóstico de hemicrania paroxística e hemicrania contínua. A indometacina é eficaz em doses de até 225 mg por dia. A lamotrigina pode ser eficaz no tratamento da síndrome de SUNCT. A indometacina numa dose máxima de 225 mg é recomendada para a profilaxia da hemicrania paroxística e da hemicrania contínua.[21]

Dores de cabeça secundárias.

Uma cefaleia secundária (ou seja, uma cefaleia causada por outra doença) deve ser considerada em doentes que apresentem uma cefaleia de início recente ou uma cefaleia diferente da sua cefaleia habitual. Estudos observacionais destacaram os seguintes sinais de alerta de uma possível cefaleia secundária que requer uma investigação mais aprofundada:

Características da bandeira vermelha:

 Cefaleias de início recente ou alteradas em doentes com mais de 50 anos de idade
. Thunderclap: tempo rápido até ao pico de intensidade da dor de cabeça (segundos a 5 minutos)
. sintomas neurológicos focais (por exemplo, fraqueza nos membros, aura <5 min ou >1 h)
. sintomas neurológicos não focais (por exemplo, perturbações cognitivas)
. Alteração da frequência, características ou sintomas acompanhantes das cefaleias
. exame neurológico anormal
. Dores de cabeça que mudam com a postura
. Dores de cabeça que acordam o doente
. Dor de cabeça desencadeada por um esforço físico ou por uma manobra de Valsalva (por exemplo, tosse, riso, tensão)
. Doentes com factores de risco para trombose do seio cerebral
. Cãibras no maxilar ou perturbações visuais
. Rigidez do pescoço
. Febre
. novo início de cefaleia num doente com história de infeção pelo vírus da imunodeficiência humana (VIH)
f. início recente de cefaleia num doente com antecedentes de cancro.

Os doentes que apresentam cefaleias e as características típicas de uma possível cefaleia secundária devem ser encaminhados para um especialista adequado para uma investigação mais aprofundada. Em doentes com um padrão de cefaleias estável, o exame neurológico é normal, à exceção de uma ptose ocasional durante e após um ataque de cefaleias em salvas. A presença de sintomas focais ou não focais e/ou de sinais neurológicos anormais aumenta significativamente a probabilidade de estar presente uma anomalia. Um exame clínico adequado, um exame neurológico que inclua fundoscopia e a medição da tensão arterial são essenciais na apresentação inicial dos doentes.[21]

D Deve ser efectuado um exame clínico, um exame neurológico incluindo fundoscopia e medição da pressão arterial nos doentes que apresentem cefaleias pela primeira vez ou que apresentem cefaleias diferentes das suas cefaleias habituais.[21]

O exame neurológico dos doentes que se apresentam pela primeira vez com cefaleias deve incluir o seguinte: Fundoscopia

Avaliação dos nervos cranianos, nomeadamente das pupilas, do campo visual, dos movimentos oculares, da força e da sensação facial, bem como da função bulbar (palato mole, movimento da língua)
. Avaliação do tónus, da força, dos reflexos e da coordenação dos quatro membros
. reacções plantares
. Avaliação do padrão de marcha, incluindo o andar sobre o calcanhar.

Se a história clínica o exigir, deve ser efectuado um exame mais pormenorizado. O exame deve ser adaptado a todos os sintomas neurológicos focais.[18]

Dor de cabeça de trovão

A cefaleia em salvas pode ser primária ou secundária. É definida pela ICHD-II como uma cefaleia de alta intensidade com um início rápido, imitando a HSA devido a uma rutura de aneurisma, atingindo a intensidade máxima em menos de um minuto. Na maioria dos doentes, o pico da cefaleia em trovoada é imediato. Numa pequena série de casos, 19% dos doentes com HSA tinham cefaleias que atingiam a sua intensidade máxima gradualmente (até 5 minutos). As cefaleias súbitas fortes também podem ocorrer durante a atividade sexual ou o exercício físico. Outras causas de cefaleia súbita grave incluem: hemorragia intracerebral, trombose do seio venoso cerebral, dissecção arterial e apoplexia hipofisária. Não existem características fiáveis para distinguir entre cefaleia primária e secundária, e a HSA pode apresentar-se com uma cefaleia de início súbito mais ligeira.

Uma minoria significativa das cefaleias em salvas é secundária. Numa série de casos, 11% dos doentes com cefaleia em salvas tinham HSA. Quando um doente se apresenta pela primeira vez com uma cefaleia súbita e intensa, deve ser imediatamente encaminhado para investigação de uma causa secundária, nomeadamente a HSA (isto também se aplica a uma apresentação tardia). Se a tomografia computorizada do cérebro e a punção lombar com exame do líquido cefalorraquidiano tiverem resultados negativos nas duas semanas seguintes ao início da cefaleia em salvas, pode excluir-se a hipótese de hemorragia subaracnoideia. Os doentes que apresentem cefaleias em salvas pela primeira vez devem ser imediatamente encaminhados para o hospital, para que possam ser examinados por um especialista no próprio dia.[21]

Dor de cabeça devido ao uso excessivo de medicamentos

Definições e avaliação

A cefaleia por uso excessivo de medicação (MOH) é definida como uma cefaleia que ocorre 15 dias ou mais por mês e que se desenvolveu ou piorou com medicação sintomática regular. A cefaleia de uso excessivo de medicação foi registada na enxaqueca, cefaleia de tensão, hemicrania contínua, cefaleia persistente recorrente diária, cefaleia em salvas e SUNCT.[21]

Os doentes com cefaleia em salvas e SUNCT que desenvolvem HM têm geralmente uma história pessoal ou familiar de enxaqueca. De acordo com os critérios da ICHD-II, deve considerar-se que a cefaleia se deve ao uso excessivo de medicação, com triptanos, ergóticos, opióides ou analgésicos combinados a serem tomados 10 dias por mês e analgésicos simples 15 dias por mês. Os doentes com antecedentes de enxaqueca que tomam frequentemente analgésicos para outras dores que não a cefaleia têm um risco acrescido de desenvolver cefaleia crónica diária. Os doentes com uso excessivo de medicamentos têm um risco mais elevado de desenvolver cefaleias crónicas diárias. O risco depende da medicação que é utilizada em excesso [21]

D A cefaleia por uso excessivo de medicamentos deve ser excluída em todos os doentes com cefaleia crónica diária *(cefaleia >15 dias/mês durante >3 meses)*. Os médicos devem estar cientes de que os doentes em tratamento agudo ou sintomático da cefaleia estão em risco de cefaleia por uso excessivo de medicamentos. Os doentes com enxaquecas, dores de cabeça frequentes e os doentes que tomam medicamentos opiáceos ou utilizam triptanos em excesso estão particularmente em risco.

C A comorbilidade psiquiátrica e o comportamento aditivo devem ser considerados no diagnóstico da cefaleia por uso excessivo de medicamentos. Os doentes com cefaleias por uso excessivo de medicamentos que têm uma comorbilidade psiquiátrica ou um comportamento aditivo devem ser tratados independentemente destas condições. Deve ser considerado o encaminhamento para um psiquiatra ou psicólogo clínico.[21]

Tratamento

A interrupção abrupta da medicação desencadeante é o tratamento de eleição para a maioria dos doentes com cefaleias causadas pelo uso excessivo de medicação. A duração dos sintomas de abstinência foi mais curta no grupo dos triptanos. Estes resultados foram confirmados num segundo estudo, que também constatou que a enxaqueca tinha mais probabilidades de melhorar do que a cefaleia de tensão. A duração da cefaleia de abstinência depende do tipo de medicamento tomado em excesso. Nos doentes que tomam triptanos e ergóticos, a duração é mais curta e a retirada tem mais probabilidades de ser bem sucedida do que nos doentes que tomam opiáceos, analgésicos simples ou combinados. Os sintomas de abstinência são também mais curtos com os triptanos. A interrupção abrupta da medicação conduz inicialmente a um agravamento da cefaleia. Não foram encontrados estudos que comparassem a retirada abrupta com a retirada gradual. A opinião dos peritos sublinha a necessidade de uma retirada gradual dos opiáceos (e das benzodiazepinas e barbitúricos). O aconselhamento estruturado sobre a utilização excessiva da medicação, os benefícios da desabituação e os sintomas de desabituação é tão bom como os programas de desintoxicação em regime de internamento e ambulatório em doentes que não fazem uso excessivo de opiáceos. A incidência de cefaleias de abstinência abruptas pode ser reduzida apenas pela educação, de forma semelhante à dos doentes que também recebem prednisolona ou naratriptano.[21]

Cefaleia cervicogénica

A contribuição das perturbações da coluna cervical para a enxaqueca e as cefaleias de tensão é pouco conhecida. Catorze a 18% das cefaleias crónicas são de origem cervicogénica, ou seja, são devidas a disfunções músculo-esqueléticas da coluna cervical.[21]

A cefaleia cervicogénica consiste numa dor unilateral ou bilateral que se localiza no pescoço e na região occipital, podendo irradiar para regiões da cabeça e/ou da face. A dor pode ser desencadeada ou agravada por determinados movimentos do pescoço ou por posturas prolongadas do pescoço e está associada a uma alteração da postura, do movimento, do contorno do tónus muscular e/ou da sensibilidade muscular do pescoço. Um exame manual para determinar a mobilidade articular, a flexibilidade muscular e a amplitude de movimento sob a forma de flexão e extensão pode apoiar o diagnóstico. Uma cefaleia pode também ser de origem cervicogénica se existirem provas clínicas, laboratoriais e/ou imagiológicas de uma perturbação ou lesão na coluna cervical (ICHD-II).[21]

D Todos os doentes que se apresentem com uma dor de cabeça devem ser submetidos a um exame ao pescoço que inclua uma avaliação dos seguintes pontos

Postura do pescoço
. Amplitude de movimento
. Tónus muscular
. Tensão muscular.

Aumento da pressão intracraniana

As dores de cabeça associadas ao aumento da pressão intracraniana são normalmente piores quando o doente está deitado e podem acordá-lo do sono. Também podem ser desencadeadas por manobras de Valsalva (por exemplo, tosse, riso, esforço), relações sexuais ou esforço físico. As perturbações visuais, as alterações temporárias da visão com uma postura alterada ou as manobras de Valsalva indicam um aumento da pressão do líquido cefalorraquidiano. Em caso de qualquer um destes sintomas, deve ser marcado um exame urgente num especialista.[21]

Os tumores intracranianos raramente causam cefaleias, exceto se forem muito grandes, especialmente em *áreas* neurologicamente *"silenciosas", como os lobos frontais. Os tumores da glândula pituitária e da fossa posterior constituem uma exceção a* esta regra. A hemorragia num tumor pode levar a cefaleias súbitas graves, mas é mais comum que estes doentes apresentem convulsões ou sintomas neurológicos (por exemplo, alterações cognitivas) ou sinais (por exemplo, hemianopsia homónima, hemiparesia). É necessário aumentar a suspeita se houver história de cancro noutras partes do corpo.[21]

Num estudo de 324 doentes com um diagnóstico imagiológico de tumor intracraniano, a cefaleia foi o primeiro sintoma em 23%, mas em apenas 0,2% foi o único sintoma no momento da apresentação. Todos os outros doentes apresentavam sintomas ou sinais focais. A convulsão foi o sintoma focal mais comum.

A hipertensão intracraniana idiopática (incidência de 1-3/100 000 no total; 21/100 000 em mulheres com idades compreendidas entre os 15 e os 45 anos) apresenta sintomas e sinais consistentes com o aumento da pressão intracraniana, tipicamente com imagiologia normal (incluindo tomografia computorizada ou venografia por ressonância magnética para excluir trombose do seio venoso cerebral) e aumento da pressão do líquido cefalorraquidiano. A cefaleia é inicialmente episódica e evolui ao longo de semanas para uma cefaleia diária com as características típicas do aumento da pressão intracraniana. Outros sintomas e sinais comuns são: distúrbios visuais transitórios, zumbidos pulsantes, paralisia do sexto nervo, aumento dos pontos cegos e papiledema. Ocorre mais frequentemente em mulheres obesas em idade fértil. A etiologia não é clara na maioria dos casos, mas as causas secundárias incluem trombose venosa cerebral, vários medicamentos (por exemplo, tetraciclinas e retinóides), bem como inflamação do líquido cefalorraquidiano, infecções ou doenças malignas.[21]

Se um doente apresentar uma dor de cabeça e uma combinação de febre, rigidez do pescoço, sintomas focais ou convulsões, deve ser considerada uma infeção do sistema nervoso central (SNC). Esta pode ser difusa (meningite ou encefalite) ou localizada (abcesso cerebral). É necessário aumentar a suspeita se houver antecedentes de infeção pelo VIH ou imunossupressão. Os doentes com cefaleias e características sugestivas de uma infeção do SNC devem ser imediatamente encaminhados para um especialista para serem examinados no mesmo dia.[21]

Hipotensão intracraniana (espontânea ou iatrogénica)

Nos doentes com redução da pressão do líquido cefalorraquidiano, a cefaleia tem um claro componente postural. A cefaleia desenvolve-se ou agrava-se pouco tempo depois de se assumir uma postura erecta e diminui ou desaparece pouco tempo depois de se deitar. Quando a cefaleia se torna crónica, perde frequentemente o seu componente postural. A cefaleia de baixa pressão é causada por uma fuga de líquido cefalorraquidiano. A causa mais comum é uma punção lombar diagnóstica, mas a fuga espontânea de líquido cefalorraquidiano também pode ocorrer e muitas vezes não é reconhecida. **D** A hipotensão intracraniana deve ser considerada em todos os doentes cuja cefaleia ocorre ou piora após assumirem uma postura erecta.[20]

Arterite de células gigantes (arterite temporal)

A arterite de células gigantes (ACG) deve ser considerada em todos os doentes com mais de 50 anos que apresentem uma dor de cabeça. A cefaleia é normalmente difusa e não localizada na têmpora. É normalmente persistente e pode ser grave. O doente pode sentir desconforto sistémico. A sensibilidade do couro cabeludo é comum, mas tem um valor preditivo baixo para uma biopsia positiva da artéria temporal. Os espasmos da mandíbula são o indicador mais fiável, mas nem sempre estão presentes. Até prova em contrário, qualquer doente com espasmos maxilares e cefaleias deve ser considerado como tendo ACG. As perturbações visuais são o segundo indicador mais fiável. As artérias temporais proeminentes, salientes ou alargadas são o sinal físico mais revelador. Uma taxa de sedimentação de eritrócitos (ESR) normal torna o diagnóstico improvável, mas não o exclui.**D** A arterite de células gigantes deve ser considerada em todos os doentes com mais de 50 anos que apresentem novas cefaleias ou cefaleias alteradas. Os doentes com sintomas sugestivos de arterite de células gigantes devem ser encaminhados com urgência para investigação especializada.[21]

Glaucoma de ângulo fechado (glaucoma)

O glaucoma de ângulo fechado é raro antes da meia-idade. A história familiar, o sexo feminino e a hipermetropia são factores de risco reconhecidos. A aparência é variável. O doente pode ter uma dilatação moderada da pupila e um olho vermelho com visão prejudicada, indicando uma pressão intraocular agudamente elevada. Em alternativa, o glaucoma de ângulo fechado pode apresentar-se como uma dor de cabeça inespecífica, dor ocular, auréola ou dor de cabeça que imita uma enxaqueca com aura. [21]

Envenenamento por monóxido de carbono

Os sintomas de envenenamento subagudo por monóxido de carbono incluem dores de cabeça, náuseas, vómitos, tonturas, fraqueza muscular e visão turva.

Capítulo 8 Dores músculo-esqueléticas.

Classificação e causas das dores musculares

As subcategorias mais comuns de dor no músculo masseter incluem:

(1)   dores musculares focais da mastigação,

(2)   Pessoas com mialgia regional craniocervical e mastigatória (que afecta vários músculos do maxilar e do pescoço do mesmo lado)

(3)   Pessoas com dor músculo-esquelética crónica generalizada que também afecta o sistema mastigatório.

Se forem acrescentadas algumas características anatómicas adicionais à mialgia local e regional, tais como ligamentos tensos, pontos de gatilho dentro do ligamento tenso e sensações de dor com compressão prolongada do ponto de gatilho, então o termo "mialgia" pode ser alterado para "dor miofascial". No caso de dor crónica generalizada do sistema músculo-esquelético, o termo "fibromialgia" (FM) é utilizado se os critérios relevantes forem cumpridos. É de notar que a pressão de palpação utilizada no sistema mastigatório varia (1 kg-2 kg), mas é geralmente inferior à utilizada na palpação de grandes músculos das pernas, braços, ombros ou pescoço. Uma classificação anatómica da dor do músculo masseter não tem obviamente em conta a etiologia e, se esta for conhecida, deve ser anexada ao termo de diagnóstico utilizado. É sempre melhor se existir uma única etiologia, mas na maioria dos doentes não é esse o caso. Se forem possíveis vários factores etiológicos, é preferível selecionar uma ou duas etiologias mais importantes. As etiologias são frequentemente muito mais difíceis de identificar do que "a localização da dor e as características físicas observadas à palpação".[23]

Classificação dos diferentes tipos de mialgia em função das suas causas

A mialgia focal e regional dos músculos mastigatórios pode ser causada por uma das seguintes etiologias:

> Traumatismo muscular direto

> parafuncionais ou relacionadas com o stress

> Dor miogénica primária ou dor miogénica secundária

A mialgia focal pode desenvolver-se como resultado de uma lesão muscular que leva a alterações histologicamente detectáveis no músculo, conhecidas como miosite. Tais lesões não são comuns no sistema mastigatório, mas quando ocorrem, são bastante dramáticas. Os pacientes normalmente apresentam dor focal severa e uma abertura severamente restrita devido ao trismo secundário. A causa traumática mais comum de miosite no sistema mandibular é uma injeção intramuscular acidental de um anestésico local durante um tratamento dentário.[23]

Podem também ocorrer outras formas de lesões musculares localizadas (por exemplo, os músculos do pescoço podem ser lesionados numa colisão traseira a baixa velocidade), resultando em tensão muscular cervical regional e dor secundária no pescoço e nos músculos masseteres. Pensa-se que os músculos de fecho e abertura do maxilar não são esticados mesmo numa colisão traseira a baixa velocidade, mas podem estar envolvidos como

um fenómeno secundário após uma lesão dos músculos craniocervicais. O tratamento padrão para a mialgia traumática focal ou regional consiste em repouso, gelo ou calor húmido, medicamentos anti-inflamatórios não esteróides (AINE) e, em seguida, mobilização ativa diária e frequente dos músculos da mandíbula e do pescoço até que seja restaurada e mantida uma amplitude de movimento normal.[24]

As mialgias focais e regionais não estão frequentemente relacionadas com um evento traumático ou outros problemas patológicos locais no sistema mastigatório. Nestes casos, o médico pergunta normalmente sobre medicamentos, stress e parafunções (tanto a dormir como acordado) na procura da causa da dor. Se o doente admite estes comportamentos, o médico diagnostica geralmente uma mialgia primária resultante do stress ou da parafunção. [24]

As parafunções orais incluem o cerramento e o ranger de dentes diários e noturnos, bem como outros hábitos orais como a mastigação crónica de pastilhas elásticas. Vários estudos relataram que existe uma associação positiva moderadamente forte entre o ranger de dentes auto-relatado e a dor miofascial crónica na área da mastigação. [25]

Os aparelhos orais estão entre os métodos padrão utilizados para modificar a parafunção. O stress pode ser tratado farmacologicamente ou comportamentalmente. Por vezes, as mialgias focais e mesmo regionais desenvolvem-se em resposta a um processo patológico doloroso local, por exemplo, uma artrite aguda que afecta a articulação temporomandibular. Nestes casos, a dor muscular desenvolve-se unilateralmente (no lado da patologia, assumindo que é unilateral). A dor no tecido muscular é secundária, mas pode produzir um grau igual ou superior de sensibilidade à palpação. O facto de os nociceptores de uma articulação ou mesmo de um dente poderem produzir uma resposta motora secundária no músculo anatomicamente vizinho está claramente estabelecido na literatura. A ativação motora secundária mais provável da mandíbula e da coluna cervical ocorre com artrite dolorosa ou desarranjo interno da articulação temporomandibular. Em alguns casos, o trismo traumático agudo pode evoluir para uma contratura crónica do músculo afetado.[25]

Dores miofasciais.

O Subcomité de Taxonomia da Associação Internacional para o Estudo da Dor classificou a dor miofascial como dor em todos os músculos com pontos de gatilho que podem ser comprimidos de forma muito dolorosa à palpação e causar dor reflectida.

Essencialmente, o termo "dor miofascial" só é utilizado se estiverem reunidos determinados critérios. Estes critérios são tanto de natureza subjectiva (anamnésica) como objetiva (baseada em exames).

Os três critérios subjectivos que devem ser confirmados pelos doentes incluem

(1) Dor espontânea, surda e dolorosa e sensibilidade localizada nos músculos afectados

(2) Rigidez na zona afetada do corpo

(3) Sinais ligeiros de fadiga com função sustentada.

Os quatro critérios objectivos são os seguintes:

(1) uma zona hiperirritável no interior de uma banda visivelmente tensa do músculo esquelético ou da fáscia muscular

(2) Com a compressão continuada deste local hiperirritável, o doente relata uma nova ou maior dor surda e dolorosa num local próximo

(3) Amplitude de movimento reduzida da zona do corpo afetada sem assistência

(4) Fraqueza sem atrofia e sem défice neurológico que explique esta fraqueza.

Muitos incluíram a presença de fenómenos autonómicos à compressão da zona hiperirritável ou uma resposta de contração à palpação dos ligamentos tensos como critérios de diagnóstico adicionais.

A dor miofascial parece ser uma entidade completamente diferente da mialgia traumática localizada, uma vez que a primeira não está associada a danos nos tecidos ou inflamação detectáveis histologicamente. Vários investigadores tentaram efetuar uma biopsia aos músculos de doentes com dor miofascial sem encontrarem provas claras de doença inflamatória nos tecidos. Nos últimos anos, vários investigadores propuseram explicações para o fenómeno da dor de referência. Estudos baseados em eletromiografia de agulha (EMG) relataram que a atividade EMG espontânea sustentada pode ser encontrada dentro de um a dois milímetros à volta do ponto hiperirritável ou de "gatilho" num músculo, mas não em locais de controlo não dolorosos ou na superfície acima do músculo. O facto de esta atividade ser influenciada (reforçada) pelo sistema nervoso simpático foi recentemente demonstrado pela utilização de uma manobra de Valsalva para provocar uma ativação simpática transitória. Esta investigação sugere que a saída do nervo simpático aumenta a atividade do nervo motor na zona dolorosa, o que pode contribuir para uma contração focal (banda de tensão palpável) no local do ponto de gatilho doloroso. [25]

Finalmente, há uma pequena percentagem da população que desenvolve dor musculoesquelética crónica generalizada. Estudos epidemiológicos indicam que as síndromes de dor músculo-esquelética difusa ocorrem em 4 a 13% da população em geral. A fibromialgia (FM) é uma doença específica com critérios de diagnóstico publicados e é menos comum, com uma prevalência de 2% na população em geral.

As síndromes de dor músculo-esquelética difusa generalizada, em particular a espondilite anquilosante, coocorrem frequentemente com várias outras doenças, nomeadamente a síndrome da fadiga crónica, a síndrome do intestino irritável, perturbações da MT e cefaleias. Em geral, a FM é tratada com abordagens multimodais que visam simultaneamente os factores biológicos, psicológicos e ambientais ou sociais que perpetuam a dor.[26]

O Colégio Americano de Reumatologia (ARC) estabeleceu critérios para o diagnóstico da FM. Estes critérios incluem a duração, a localização e os resultados de exame específicos que devem ser cumpridos. Os critérios de duração indicam que deve existir um historial de dor generalizada durante pelo menos 3 meses. Para que a dor seja considerada generalizada, deve afetar ambos os lados do corpo e estar localizada acima e abaixo da cintura. O critério de localização indica que a dor deve afetar várias áreas do esqueleto axial, incluindo a coluna cervical, a parte anterior do tórax e a coluna torácica ou a região lombar. Se o doente tiver dores na região lombar, está preenchido o critério de dor abaixo da cintura. Por último, os critérios para os resultados do exame estipulam que deve ser desencadeada uma reação dolorosa em 11 dos 18 pontos sensíveis durante a palpação digital. Os critérios ACR especificam a localização exacta destes pontos sensíveis e estipulam também que, durante o exame, deve ser aplicada uma força manual dos dedos de aproximadamente 4 quilogramas para provocar uma reação dolorosa à palpação.[25]

A diferença mais provável entre a mialgia focal ou regional e a dor miofascial em comparação com a FM é que há evidências claras de que os pacientes com FM têm alterações neuronais centrais em seu sistema de dor. As alterações funcionais no sistema nervoso central (SNC) podem ser detectadas na FM por várias técnicas de imagem. Por exemplo, um estudo relatou que a FM tem uma diminuição do fluxo sanguíneo talâmico e caudado em comparação com controlos saudáveis na tomografia computorizada de emissão de fotão único. Os pacientes com FM frequentemente desenvolvem uma resposta aumentada a estímulos dolorosos (hiperalgesia) e sentem dor a partir de estímulos normalmente não prejudiciais (alodinia). Tanto a hiperalgesia como a alodinia reflectem um aumento do processamento de estímulos dolorosos pelo SNC, o que é caraterístico da sensibilização central. Os doentes com FM têm concentrações significativamente aumentadas de substância P no líquido cefalorraquidiano, o que aumenta a probabilidade de sensibilização dos neurónios de segunda ordem da medula espinal. Sabe-se que as descobertas recentes sobre a sensibilização dos nociceptores musculares na FM contribuem de forma importante para a patogénese da dor. Note-se que a etiologia é mais relevante nas mialgias focais e regionais, mas nas mialgias crónicas generalizadas (por exemplo, a FM) a dor do doente está normalmente presente há tanto tempo quando a FM se desenvolve e é diagnosticada que a etiologia original já não é determinável e a sensibilização central é o problema predominante.[23]

Tratamento autónomo

Independentemente do facto de a dor no músculo masseter ser localizada, regional ou generalizada, a primeira opção de tratamento é quase sempre o autotratamento. O autotratamento inclui sempre uma formação sobre a doença específica do músculo masseter do paciente e um programa de autotratamento individualizado. O programa de auto-tratamento é geralmente composto por quatro elementos:

1. Reconhecer e evitar actividades potencialmente prejudiciais para o sistema mastigatório,
2. Aumentar a circulação sanguínea local nos músculos doridos,
3. Alongar os músculos rígidos e dolorosos para tentar reduzir o tónus muscular no músculo doloroso e se o doente for capaz de o fazer
4. Incentivar o doente a iniciar um programa de exercício físico diário e não extenuante.[26]

Terapia de evitamento

Esta abordagem de tratamento também é composta por três elementos e é um dos métodos de tratamento para o qual existem poucas ou nenhumas provas científicas. As recomendações baseiam-se em grande parte no senso comum, que diz: se dói, evite o comportamento que está a causar a dor.

Para a dor na mandíbula, os três elementos do comportamento a evitar são o cerrar dos dentes, o estalar da mandíbula e outros hábitos orais. A melhor forma de evitar o cerrar de dentes é instruir o doente para assumir uma posição relaxada da mandíbula, da língua e dos lábios a cada hora. As instruções adequadas para alcançar esta posição são: o doente deve colocar a língua relaxada no chão da boca (sem aplicar pressão na ponta da língua), os dentes não devem tocar (cerrar os dentes) e os lábios devem estar relaxados (não devem tocar). Mais importante ainda, os doentes devem ser lembrados de que só devem cerrar os dentes quando estão a engolir, a comer ou a falar e que devem praticar o reconhecimento de quando estão a cerrar os dentes e estar mais atentos nesses momentos (por exemplo, durante o stress emocional ou quando se concentram numa tarefa específica, como conduzir, ver televisão, trabalhar no computador ou praticar desporto). De seguida, o doente deve ser avisado de que é aconselhável evitar movimentos da mandíbula ou alimentos que provoquem estalidos na articulação da mandíbula, presumivelmente para reduzir o desgaste do disco. [26]

Felizmente, a articulação temporomandibular pode ser aberta com a largura de dois dedos (25 mm) sem deslizar para a frente, pelo que não é assim tão difícil ensinar o doente a abrir sem estalar. O médico deve insistir para que o doente dê apenas pequenas dentadas e coma apenas alimentos moles. Explicar ao doente que deve evitar "outros hábitos orais". Isto implica que o doente reconheça e evite conscientemente quaisquer hábitos repetitivos que possam sobrecarregar os músculos e as articulações do maxilar, tais como bocejar muito, roer as unhas, morder as bochechas ou os lábios, mastigar canetas ou lápis, mastigar pastilhas elásticas, mastigar cubos de gelo ou mesmo estalar repetidamente as vértebras cervicais ou abrir a boca para "igualar a pressão do ouvido".[26]

Terapia para aumentar o fluxo sanguíneo intramuscular

Em termos de métodos auto-aplicados para estimular o fluxo sanguíneo no sistema mastigatório, a maioria dos doentes refere que beneficia com a aplicação de bolsas de calor ou de gelo na zona dolorosa. Estes métodos aumentam o fluxo sanguíneo intramuscular, reduzem a tensão muscular e, de um modo geral, aliviam as dores musculares durante um período de tempo. Tal como acontece com a terapia de prevenção, não existe nenhum estudo sistemático que tenha examinado os benefícios a longo prazo de três semanas de banhos quentes diários de 20 minutos para a dor do músculo masseter, mas esta recomendação de tratamento é razoável. [26]

A aplicação local de calor ou gelo promove a circulação sanguínea e relaxa os músculos da região. Alguns doentes preferem aplicações frias ao calor. Embora não seja específico para o sistema mastigatório, uma revisão da literatura científica sobre a terapia de calor para condições reumáticas crónicas incluiu 15 artigos publicados que testavam terapias de calor e frio num grupo misto de condições reumáticas. Os resultados desta revisão sugerem que esta forma de tratamento proporciona um resultado consistentemente positivo. Deve ter-se cuidado com os doentes com hipotensão e intolerância ao calor. Os métodos térmicos específicos utilizados para aumentar a circulação em doentes com dores musculares na mandíbula e no pescoço incluem banhos e duches quentes, bem como bolsas de calor e gelo localizadas. Para todas as formas de terapia térmica localizada (compressas quentes ou frias), deve deixá-las sobre a zona muscular dolorosa durante 20 minutos e aplicá-las duas a três vezes por dia. É um pouco paradoxal que o gelo e o calor sejam utilizados com o mesmo objetivo, nomeadamente aumentar o fluxo sanguíneo local para o músculo dorido, mas, tal como o calor, os sacos de gelo aplicados numa zona localizada do corpo também aumentam o fluxo sanguíneo regional. Isto deve-se ao facto de, quando a pele é aquecida ou arrefecida de forma aguda, os vasos sanguíneos sob a bolsa de calor sofrerem uma vasodilatação reactiva, numa tentativa de aquecer ou arrefecer a zona até à temperatura corporal. Uma vantagem clara do gelo é o arrefecimento. Por isso, se a dor for mais do tipo irritação nervosa e ocorrer à superfície, os sacos de gelo são sempre preferíveis.[26]

Terapia de estiramento

O terceiro e mais importante componente de um programa de tratamento auto-aplicado para a dor do músculo masseter é a terapia de alongamento. É importante notar que a terapia de alongamento não deve ser considerada apenas uma faceta adicional da terapia de exercício. A diferença é que a terapia de alongamento deve ser realizada várias vezes por dia para ser eficaz e o seu objetivo não é fortalecer ou condicionar os músculos, mas sim suprimir a tensão muscular. Os programas de exercício são realizados durante 20 a 60 minutos, no máximo uma vez por dia, e se os alongamentos fossem realizados com essa frequência, seriam ineficazes.[27]

O senso comum e a experiência clínica sugerem que a terapia de alongamentos é crucial para o tratamento de doenças espontâneas de dor muscular (miofascial e FM) em que os músculos estão tensos e rígidos. A terapia de alongamentos diários (de 2 em 2 horas) merece certamente uma consideração separada em comparação com a terapia de exercício tradicional, como a aeróbica sem impacto ou a hidroginástica, mas infelizmente não existem dados que o sustentem.[27]

Os dois elementos principais de um programa de alongamentos para as dores musculares da mastigação são o alongamento em "N" e o alongamento queixo/peito. No primeiro alongamento, a ponta da língua é colocada contra o palato (na posição "N"). Esticar a mandíbula em linha reta sem deixar cair a língua. Quando o maxilar está tenso, o doente sente que os músculos estão a ser esticados. Por isso, deve manter esta posição aberta durante cerca de 5 ou 6 segundos e repetir o alongamento cinco ou seis vezes de 2 em 2 horas. Ao esticar o queixo em direção ao peito, o doente deve inclinar lentamente o queixo em direção ao peito. Uma versão alternativa deste exercício de alongamento consiste em virar ligeiramente a cabeça para o lado (cerca de 20 graus) durante o alongamento do queixo em direção ao peito. Isto alonga os músculos do pescoço de forma ligeiramente diferente e mais lateralmente. Tal como acontece com o alongamento em N, normalmente é útil aplicar uma ligeira pressão na cabeça durante o alongamento, colocando a mão do doente na cabeça durante o alongamento; este exercício deve ser evitado em doentes com osteoartrite do pescoço.[27]

Terapia do movimento

Estão disponíveis duas revisões sistemáticas que fornecem um ponto de vista consistente sobre os dados da terapia por exercício. Ambas as revisões sistemáticas defendem o exercício aeróbico como um tratamento benéfico e baseado em evidências para a FM. Um problema com todos os tratamentos auto-administrados é a adesão do paciente, e a adesão a longo prazo aos programas de exercício após a conclusão dos estudos foi consistentemente baixa nos estudos de FM.[28]

Tratamento físico-médico no consultório

Os tratamentos mais comuns realizados por um profissional com formação incluem a terapia de injeção local de pontos de gatilho e procedimentos de fisioterapia manual, como a massagem terapêutica, a acupressão, a acupunctura e outras formas de terapia manual, como a mobilização e a manipulação osteopática ou quiroprática. No campo da medicina física, o tópico das injecções de toxina botulínica foi incluído para revisão. Tal como acontece com as terapias auto-dirigidas, a medida em que um doente utiliza estes tratamentos depende da gravidade do seu problema. Neste momento, nenhuma sociedade médica ou dentária aprovou as injecções de toxina botulínica como eficazes para a FM. [23]

A análise de Wheeler e colegas sobre a terapia dos pontos-gatilho, embora defendendo este método, salienta que o agulhamento seco é uma terapia viável e que a injeção de um anestésico local ou de uma solução de corticosteróides no ponto-gatilho não é necessária para uma melhor eficácia. Sugerem também que o efeito do agulhamento pode não ser mais do que um forte tratamento placebo.

Várias revisões sistemáticas da acupunctura analisam diferentes condições e chegam a conclusões diferentes. A única revisão centrada na FM não foi uma revisão da Biblioteca Cochrane e confirmou que a acupunctura é melhor do que a acupunctura simulada. A segunda revisão sobre acupunctura e dor crónica (de todos os tipos) também não foi uma revisão da Biblioteca Cochrane e concluiu que os estudos disponíveis não tinham qualidade metodológica suficiente para fazer uma recomendação. A terceira revisão sobre a acupunctura para o tratamento da dor lombar aguda e crónica foi uma revisão da Biblioteca Cochrane e analisou 11 ensaios clínicos, dos quais apenas dois eram de alta qualidade. Concluiu também que os estudos disponíveis não tinham qualidade metodológica suficiente para fazer uma recomendação.[23]

Uma meta-análise examinou os tratamentos farmacológicos (33 estudos) e não farmacológicos

(16 estudos) da FM realizados entre 1966 e 1996. As terapias não farmacológicas examinadas incluíram o exercício, a educação, a terapia cognitivo-comportamental, a electroacupunctura, a acupunctura e a hipnoterapia, e a revisão não analisou estes métodos individualmente, mas considerou-os como um grupo. Os investigadores concluíram, com base na sua revisão, que tanto os tratamentos farmacológicos como os não farmacológicos estavam associados a uma melhoria da condição física, dos sintomas da FM e do estado psicológico, mas apenas o tratamento não farmacológico melhorou o funcionamento diário. Os tratamentos não farmacológicos foram considerados superiores ao tratamento farmacológico para os sintomas da FM.[23]

Tratamento farmacológico

Vários agentes, incluindo antidepressivos tricíclicos (TCAs), suplementos dietéticos, uma benzodiazepina, dois inibidores selectivos da recaptação da serotonina (SSRIs), AINEs, um corticosteroide, um sonífero, capsaicina tópica, lidocaína oral e uma combinação de relaxantes musculares. Uma revisão recente examinou também vários ensaios que testavam medicamentos para a dor músculo-esquelética regional e concluiu que os ensaios com medicamentos eram geralmente de menor qualidade e tinham vários problemas metodológicos, pelo que não podiam ser feitas recomendações específicas. Tendo em conta os estudos acima referidos, os dados sobre as abordagens de tratamento farmacológico da FM não são convincentes.[28]

Agentes tópicos

Na base de dados da Biblioteca Cochrane estavam disponíveis duas revisões de agentes tópicos que examinaram medicamentos tópicos para o tratamento da dor musculoesquelética crónica ou da dor aguda e crónica de todos os tipos. Os medicamentos tópicos analisados continham um anti-inflamatório não esteroide ou um rubefaciente em combinação com salicilato. As duas revisões concluíram que os AINEs tópicos e os rubefacientes contendo salicilato podem ser eficazes no tratamento da dor aguda, mas para a dor musculoesquelética crónica e a dor artrítica os resultados variaram entre uma eficácia moderada e fraca.[23]

Antidepressivos tricíclicos

A utilização de antidepressivos da categoria dos tricíclicos e tetracíclicos para a dor muscular é apenas moderadamente apoiada por resultados de ensaios clínicos controlados. Quando os TCAs são utilizados, é geralmente em doses baixas para melhorar o sono e aumentar os efeitos dos analgésicos. A principal desvantagem dos tricíclicos é o facto de interagirem fortemente com os receptores adrenérgicos, colinérgicos e histaminérgicos e, por conseguinte, terem muitos efeitos secundários. A maior experiência é com a amitriptilina em doses baixas (10 mg-25 mg), que é administrada à noite para melhorar o sono.[23]

Uma meta-análise inicial avaliou nove ensaios controlados por placebo de medicamentos cíclicos. Estes investigadores concluíram que o maior efeito dos medicamentos cíclicos foi encontrado nas medidas da qualidade do sono, enquanto as alterações nas medidas dos pontos sensíveis e da rigidez foram apenas modestas. Tal como a meta-análise de 2000 de O'Malley e colegas, anteriormente citada, esta meta-análise descreve o efeito global dos medicamentos tricíclicos na maioria dos sintomas da fibrose quística como modesto, mas também especula que o efeito poderia ser melhor se fossem utilizadas doses mais elevadas. De um modo geral, a melhor evidência é a favor dos antidepressivos cíclicos, mas mesmo assim os efeitos são modestos e muitos doentes consideram os efeitos secundários intoleráveis.[23]

Inibidores selectivos da recaptação da serotonina (SSRI)

Quando os SSRIs foram utilizados para tratar a depressão, substituíram mais ou menos os medicamentos cíclicos, uma vez que eram eficazes para a depressão sem os muitos efeitos secundários que ocorriam com os antidepressivos cíclicos. No entanto, é seguro dizer que os ISRS não se revelaram úteis para os sintomas dolorosos associados à dor muscular crónica. No geral, os estudos com SSRIs na FM mostraram resultados mistos, sugerindo que os medicamentos com efeitos selectivos sobre a serotonina são menos consistentes do que aqueles com efeitos duplos sobre a norepinefrina e a serotonina no alívio da dor associada à FM.[29]

Inibidores da recaptação da serotonina e da noradrenalina (SNRI)

Os inibidores da recaptação da serotonina e da noradrenalina (IRSN) são uma nova classe de medicamentos para os quais existem algumas provas preliminares que os tornam equivalentes aos TCA, mas com menos efeitos secundários: São, portanto, interessantes para o tratamento da dor muscular crónica. A justificação para a utilização destes fármacos na FM é que, ao aumentar a atividade da serotonina e da noradrenalina, um défice funcional na neurotransmissão da serotonina e da noradrenalina nas vias inibitórias descendentes da dor pode ser corrigido, contribuindo assim para o alívio da dor. Três meta-análises recentes de estudos de farmacologia da FM avaliaram a eficácia de medicamentos que inibem a recaptação de serotonina e noradrenalina. Um medicamento em particular, disponível nos Estados Unidos e aprovado para a dor neuropática, mostrou uma atividade SNRI quase equivalente. A duloxetina, 60 mg, uma ou duas vezes por dia, é considerada moderadamente eficaz no controlo da dor da FM, quer o doente esteja ou não deprimido. Este medicamento é geralmente bem tolerado pela maioria dos doentes com FM, sendo as náuseas, a boca seca, a obstipação, a diarreia e a anorexia mais frequentes com o medicamento ativo do que com o placebo.[30]

Um estudo multi-sítio, aleatório, controlado por placebo, em dupla ocultação, de grupos paralelos, de 12 semanas de monoterapia com duloxetina titulada a 60 mg duas vezes por dia, incluiu 207 indivíduos com FM, com ou sem perturbação depressiva major atual. Os indivíduos tratados com duloxetina melhoraram significativamente mais num questionário global de FM em comparação com os indivíduos tratados com placebo, mas não na subescala de dor do questionário. No entanto, os dados acima sugerem que os SNRIs são eficazes na espondilite anquilosante e melhoram a dor e outros domínios de sintomas importantes da espondilite anquilosante, para além de melhorarem a função, a qualidade de vida e o bem-estar geral, mas são necessários mais estudos, uma vez que estes medicamentos ainda são considerados não autorizados para a espondilite anquilosante pela Food and Drug Administration (FDA).[29]

Anti-inflamatórios não esteróides sistémicos

A eficácia dos AINE sistémicos foi investigada em várias revisões Cochrane sobre várias dores músculo-esqueléticas regionais. Infelizmente, ao contrário dos estudos sobre agentes contendo AINE tópicos descritos acima, os estudos sobre os efeitos dos AINE sistémicos não foram realizados num subgrupo de doentes com dor músculo-esquelética regional, mas num grupo misto com artrite e dor músculo-esquelética crónica. Estas revisões concluíram, em geral, que os AINE sistémicos não são eficazes como monoterapia para a dor crónica. [31]

Tramadol

O tramadol tem uma eficácia modesta a moderada quando utilizado para a FM e, em combinação com o paracetamol, reduz a dor física significativamente mais do que um medicamento placebo. Este agente tem uma combinação de inibição da recaptação de serotonina e noradrenalina e é um agonista opióide fraco. A combinação destes dois efeitos significa que os efeitos anticoccidianos ocorrem tanto na via ascendente como na via descendente da dor. O tramadol demonstrou reduzir os efeitos da dor em pacientes com FM. Como monoterapia, reduz significativamente a gravidade da dor percebida, mas tem apenas efeitos triviais na insónia ou depressão. As náuseas e as tonturas podem ser inicialmente limitantes em cerca de 20% dos doentes, mas o início da terapêutica com apenas um comprimido ao deitar durante 1 a 2 semanas pode reduzir esta frequência e permitir um aumento gradual da dose em cerca de um comprimido de 4 em 4 dias até se atingir o efeito terapêutico total. Uma dose de manutenção típica para os doentes com FM é de 300 mg a 400 mg por dia em três ou quatro doses divididas, juntamente com paracetamol a uma taxa de 2 g a 3 g por dia em doses divididas.[31]

Opiáceos

A eficácia dos analgésicos está bem estabelecida na prática clínica. No entanto, os analgésicos opióides estão associados a efeitos adversos, bem como à dependência e ao abuso. Por exemplo, embora o tramadol seja atualmente comercializado como um analgésico que não consta da lista da Lei de Substâncias Controladas dos Estados Unidos, está a ser revisto para potencial controlo e deve ser utilizado com precaução, uma vez que houve relatos recentes de abstinência clássica de opiáceos após a descontinuação e redução da dose, bem como relatos crescentes de abuso e dependência. Por conseguinte, a utilização de opiáceos tradicionais em doentes com FM é controversa e não é geralmente recomendada pelos especialistas. [23]

Anticonvulsivantes

Os anticonvulsivantes, como a gabapentina e a pregabalina, demonstraram ser agentes moderadamente eficazes (equivalentes aos TCAs) na redução da gravidade da dor corporal, melhorando a qualidade do sono e reduzindo a fadiga na FM. De facto, a pregabalina foi recentemente aprovada pela FDA para o tratamento da FM. A gabapentina está aprovada para a epilepsia, mas é frequentemente utilizada off-label na FM devido à suspeita de sensibilização neuronal central. Um novo medicamento com um efeito semelhante ao da gabapentina, que se liga a uma subunidade do canal de cálcio, reduz a atividade neuronal e foi aprovado pela FDA para a dor neuropática, é a pregabalina. Este medicamento tem efeitos analgésicos, ansiolíticos e anticonvulsivos em modelos animais. Reduz a libertação de vários neuroquímicos, incluindo glutamato, norepinefrina e substância P. A pregabalina demonstrou ser eficaz na redução da gravidade da dor corporal, melhorando a qualidade do sono e reduzindo a fadiga na FM. Este medicamento é administrado em duas a três doses divididas (300 mg/dia-600 mg/dia) e é geralmente bem tolerado, embora os efeitos adversos incluam tonturas e sonolência relacionadas com a dose, que diminuem de intensidade após alguns dias de uso contínuo. O aumento de peso e o edema periférico ocorrem em 5% a 10% dos doentes, sem evidência de qualquer efeito do medicamento no coração ou nos rins. Tal como a duloxetina, estes fármacos têm de ser comparados diretamente com os fármacos à base de TCA numa população de doentes com FM.[20]

Medidas de terapia comportamental

Existem muitas terapias comportamentais sugeridas para o tratamento das mialgias locais e regionais e da dor miofascial, bem como da FM. Estes tratamentos incluem várias formas de terapia com um psicólogo, sendo a mais comum a terapia cognitivo-comportamental (TCC). Por vezes, estes métodos fazem parte de um programa multidisciplinar combinado e, por vezes, são tratamentos autónomos. Foi publicada uma revisão sistemática que se centrou apenas nas terapias mente-corpo (TMC), como o treino autogénico, exercícios de relaxamento, meditação, treino cognitivo-comportamental, hipnose, imagens guiadas, biofeedback ou educação para a FM. A revisão incluiu 13 ensaios clínicos aleatorizados ou quase aleatorizados realizados entre 1966 e 1999 e avaliados utilizando um método de síntese da melhor evidência. A revisão concluiu que há fortes evidências de que os MBTs são mais úteis para ensinar os pacientes a lidar eficazmente com a sua doença do que uma lista de espera ou uma condição de controlo de tratamento como habitual. Em particular, a melhoria do treino de enfrentamento ou da "auto-eficácia" não correspondeu a melhorias noutras medidas clínicas, como a redução da dor ou a melhoria da função. Mais importante ainda, a revisão descobriu que há fortes evidências de que o exercício é mais eficaz do que os TMBs para a melhoria a curto prazo da intensidade da dor ou limiar de dor em pontos sensíveis e função física. Em terceiro lugar, os pacientes com FM que também estavam gravemente deprimidos não responderam aos MBTs, e os MBTs que usaram reestruturação cognitiva e componentes de enfrentamento não foram significativamente melhores do que os controles de imagem ou atenção, e nenhum dos métodos resultou em melhoria substancial na intensidade da dor.[31]

Recomendações finais de tratamento

A decisão sobre o tratamento adequado para a dor miogénica do sistema mastigatório começa com um diagnóstico correto. Para tal, é necessário compreender, ou pelo menos tentar compreender, a etiologia e o mecanismo subjacente à dor. Uma vez efectuado um diagnóstico correto com base na etiologia e no mecanismo, deve seguir-se logicamente o tratamento adequado. Infelizmente, existem muitas formas de tratamento e apenas algumas foram objeto de revisões sistemáticas dos dados publicados. Dadas estas limitações, as melhores recomendações que podem ser feitas são as seguintes:

❖ Para o doente com mialgia localizada traumática com trismo secundário, as recomendações sensatas para o tratamento são: repouso, gelo ou calor húmido, AINE a curto prazo e, em seguida, mobilização ativa diária frequente do maxilar até que o movimento normal seja recuperado.

❖ Em doentes com mialgia secundária local ou regional, é adequado começar por tratar ou minimizar a patologia local e, em seguida, reavaliar a dor miogénica para determinar se esta desapareceu ou persiste.

❖ Embora não tenha sido investigado neste manuscrito, o uso de um aparelho oclusal parece estar indicado em pacientes com mialgia localizada secundária a parafunções auto-relatadas.

A base de evidência para aparelhos oclusais ou talas como método de tratamento é geralmente modesta.[23]

Para os doentes com todas as formas de dor miogénica crónica não traumática e não secundária, ou seja, mialgias localizadas, regionais ou generalizadas (ou pontos de gatilho miofasciais e FM) em que se suspeita que o stress diário seja a causa, é provável que sejam adequados múltiplos tratamentos.

O tratamento auto-dirigido é a primeira linha de terapia e inclui educação e evitação absoluta de comportamentos nocivos, tratamentos térmicos diários regulares, alongamentos repetitivos (de 2 em 2 horas) da mandíbula e do pescoço e um programa diário de exercício aeróbico não extenuante. Infelizmente, não existe uma boa base de provas para estes métodos, para além do senso comum.[23]

Para os doentes com dor miofascial e pontos de gatilho locais que causam dor reflexa à compressão, as injecções com um anestésico local ou o agulhamento seco das áreas mais irritadas parecem ser melhores do que nenhum tratamento, mas podem não ser melhores do que um placebo credível. Para os pontos de gatilho miofasciais, os dados sobre as injecções de toxina botulínica nos pontos de gatilho ainda não são suficientes para fazer uma recomendação. Em doentes com FM, os tratamentos de acupunctura demonstraram ser melhores do que a acupunctura simulada, mas, mais uma vez, os dados são limitados.[23]

Em geral, os dados sobre as abordagens de tratamento farmacológico são, na melhor das hipóteses, modestos. Os medicamentos tópicos para o tratamento da dor músculo-esquelética parecem ser adequados apenas para uma utilização a curto prazo e sobretudo para a dor aguda. Os TCAs são geralmente considerados como um dos melhores agentes para a dor miogénica, mas mesmo assim os efeitos sobre a dor são modestos e muitos doentes consideram os efeitos secundários intoleráveis. Os SSRIs têm pouco ou nenhum efeito na dor muscular, mas podem ser úteis nos casos em que uma depressão significativa acompanha a dor, como nos casos mais graves. Os SNRI são uma nova classe de medicamentos para os quais existem algumas provas preliminares que os tornam equivalentes aos TCA, possivelmente com menos efeitos secundários. No futuro, estes fármacos devem ser comparados diretamente com os TCA numa população de casos de FM.

Os AINEs sistémicos não são geralmente eficazes como monoterapia para a dor músculo-esquelética crónica e os efeitos secundários a longo prazo (gastrite e risco cardiovascular) limitam a utilização destes medicamentos a um curto período de tempo, se é que o são.

O tramadol tem algumas evidências que sugerem uma eficácia modesta a moderada na FM, e quando usado em combinação com paracetamol, esta combinação reduz a dor corporal significativamente mais do que um placebo. Como este medicamento é um agonista opióide, existe algum potencial para tolerância a opióides e até mesmo habituação ou dependência a longo prazo. A maioria concorda que este medicamento é mais adequado para o alívio da dor a curto prazo.[23]

A utilização de opiáceos convencionais em doentes com FM é controversa e geralmente não é recomendada por especialistas para a dor dos músculos mastigatórios.[31]

Anticonvulsivantes como a gabapentina e a pregabalina demonstraram ser eficazes na redução da gravidade da dor corporal, melhorando a qualidade do sono e reduzindo a fadiga na FM. No entanto, o efeito é modesto na melhor das hipóteses e pode até não ser tão bom quanto o dos TCAs, embora tenham muito menos efeitos colaterais.[24]

Existem muitas terapias comportamentais sugeridas para o tratamento das mialgias locais e regionais e da dor miofascial e da FM, que geralmente ajudam os doentes a gerir a sua dor crónica, mas não conduzem à redução da dor ou à melhoria da função.[2]

Problemas na articulação temporomandibular

As doenças e perturbações da articulação temporomandibular são uma condição complexa e pouco compreendida, caracterizada por dor na mandíbula e nos músculos associados, bem como por restrições nos movimentos normais da fala, das expressões faciais, da alimentação, da mastigação e da deglutição. As doenças que afectam regularmente outras articulações do corpo, como a artrite e os traumatismos, também afectam a ATM. Muitas pessoas com problemas de ATM melhoram sem tratamento. Muitas vezes, o problema desaparece por si só após algumas semanas ou meses.[32]

O Instituto Nacional de Investigação Dentária e Craniofacial dos Institutos Nacionais de Saúde afirma que 10,8 milhões de pessoas nos Estados Unidos sofrem de problemas de ATM em qualquer altura. Os problemas da ATM ocorrem tanto em homens como em mulheres, mas 90% dos pacientes que procuram tratamento são mulheres em idade fértil. A maior prevalência de problemas da ATM nas mulheres durante estes anos sugere a necessidade de investigação sobre a influência das hormonas específicas do género na estrutura e função da ATM. Uma explicação possível são as diferenças estruturais entre os sexos, por exemplo, no tecido conjuntivo, no músculo liso ou na cartilagem.[32]

A etiologia

Uma das perguntas mais frequentes é: "Quais são as causas do distúrbio da ATM?" A maioria dos especialistas concorda que existem múltiplas causas; no entanto, com exceção do trauma e da doença, existe ainda muita controvérsia sobre até que ponto as possíveis causas podem afetar os resultados, se é que afectam. Não é claro quais das causas propostas são causas reais, quais são factores de risco e quais são meramente coincidentes. Quanto maior for o número de factores envolvidos, mais difícil é fazer esta distinção. Por conseguinte, muitos estudos que tentam determinar a etiologia (causa) são inconclusivos e/ou não científicos. [32]

Trauma

As teorias de etiologia commmente aceites incluem o trauma e a doença. Uma lesão - quer diretamente na articulação, quer na cabeça e no pescoço - pode desencadear um problema na ATM. Por exemplo, uma pancada forte na parte lateral da face pode provocar a fratura dos ossos da articulação ou a deslocação do disco (para uma posição anormal). O efeito chicote de um acidente de viação pode esticar ou rasgar tecidos e ligamentos, deslocar o disco ou mesmo causar hemorragias que levam à formação de tecido cicatricial, limitando a mobilidade e causando dor. No entanto, alguns especialistas consideram que, embora "certos acontecimentos traumáticos pareçam desencadear sintomas clínicos, nem sempre são o fator desencadeante da doença". [32]

Doença

As articulações temporomandibulares são susceptíveis às mesmas doenças que as outras articulações do corpo, por exemplo, a osteoartrite (degeneração progressiva da articulação com alterações ósseas, destruição do disco e dores musculares), a artrite reumatoide ou a gota. Embora os tumores nas articulações temporomandibulares sejam raros, por vezes o cancro pode espalhar-se de uma estrutura próxima, como a glândula parótida, para as articulações temporomandibulares, causando dor e afectando a função. A maioria das pessoas que procuram tratamento para os sintomas da ATM sofrem de uma perturbação miofascial da dor e não de um problema na ATM. Os doentes com ATM sofrem normalmente de vários graus de dor nos músculos da cabeça, pescoço e parte superior das costas. Alguns médicos acreditam que a atividade muscular prolongada e repetitiva pode exercer pressão suficiente sobre as articulações para causar dor devido à reorganização interna dos músculos da cabeça, do pescoço e da parte superior das costas. Alguns médicos acreditam que a atividade muscular prolongada e repetitiva pode exercer pressão suficiente sobre as articulações para causar um rearranjo interno. [32]

Genético/congénito
Outros factores causais propostos são os factores genéticos/congénitos, o sexo e o envelhecimento. Pouca investigação foi realizada nestas áreas. A ciência ainda não determinou se a ATM pode ser herdada. Existe uma grande variedade de estruturas craniofaciais e um amplo espetro de articulações temporomandibulares "normais". Os cientistas ainda não chegaram a um consenso sobre uma estrutura ou posição "ideal" do côndilo/fossa. Também não se sabe se determinadas estruturas ou posições anatómicas causam dor ou outros problemas.[31]

Género
Tanto os homens como as mulheres podem sofrer de perturbações da articulação temporomandibular. No entanto, 90% dos pacientes que procuram tratamento para problemas da ATM são mulheres, a maioria entre a puberdade e a menopausa. Investigações recentes chamaram a atenção para a relação entre as hormonas sexuais e a dor. Um estudo conduzido pela Dra. Linda LeResche da Universidade de Washington em Seattle mostrou que as mulheres que estavam a receber terapia de substituição hormonal tinham 77% mais probabilidades de procurar tratamento para a dor no maxilar do que as mulheres que não estavam a receber esse tratamento. As mulheres que tomavam um contracetivo oral também tinham 19% mais probabilidades de procurar tratamento. Existem cada vez mais provas de que existe uma explicação biológica para o facto de mais mulheres sofrerem de dores na ATM. Uma explicação possível são as diferenças estruturais, por exemplo, no tecido conjuntivo, no músculo liso ou na cartilagem. Vários outros estudos concluíram que os sintomas de DTM estão igualmente distribuídos entre homens e mulheres, mas afirmam que as mulheres têm oito vezes mais probabilidades de procurar tratamento do que os homens. Alguns acreditam que as mulheres recorrem mais ao sistema de saúde do que os homens; outros afirmam que as mulheres têm uma menor tolerância à dor. No entanto, uma vez que as mulheres mais afectadas pelas DTM têm entre 18 e 40 anos de idade, é lógico que devem ser realizados estudos científicos detalhados para avaliar a influência das hormonas sexuais femininas no desenvolvimento da ATM e das DTM. Em estudos com babuínos, foram encontrados receptores de estrogénio nas articulações temporomandibulares das fêmeas, mas nenhum nos machos. Os cientistas não têm a certeza se a presença ou ausência de hormonas faz alguma diferença na dor, na perceção da dor ou na função. Curiosamente, um estudo científico anterior demonstrou que os ratos machos e fêmeas têm uma perceção diferente da dor e podem reagir de forma diferente à dor.[33]

Envelhecimento
Cerca de um terço das pessoas com mais de cinquenta anos apresenta sinais de osteoartrite nas articulações dos maxilares. De acordo com Joseph Marbach, DDS, esta é uma "condição que pode levar a dor e desconforto que podem ser confundidos com [DTM]. Parece que o Dr. Marbach está a dizer que existe uma diferença entre a osteoartrite, que é uma parte normal do processo de envelhecimento e afecta a maioria das articulações do corpo, e o processo de doença que afecta as ATMs.[33]

Hábitos orais
Embora vários factores de risco possíveis para a perturbação da ATM ainda não tenham sido comprovados, trata-se de situações sobre as quais o paciente tem algum controlo. Uma vez excluídos outros problemas médicos, tais como alergias, enxaquecas, abcessos dentários, artrite temporal, tumores, etc., não há mal nenhum em tentar eliminar alguns ou todos os seguintes factores que podem desencadear sintomas da ATM ou exacerbar um problema existente. Por vezes, vários factores se conjugam e um deles é "a gota de água". Alguns clínicos acreditam firmemente que os hábitos orais, tais como empurrar a língua, respirar pela boca, bocejar muito e roer as unhas, os lábios ou as bochechas podem desencadear um problema. Argumentam que uma posição anormal da mandíbula pode enfraquecer e desgastar as estruturas da articulação, tal como os joelhos de um corredor podem ser danificados por um esforço constante.[33]

Hábitos de trabalho/atitude
Há muitas coisas que faz todos os dias, provavelmente sem pensar nisso, que podem provocar dores e espasmos, quer nos músculos do maxilar, quer nos músculos da cabeça, do pescoço ou dos ombros. Estas incluem segurar um telefone entre a orelha e o ombro, falar excessivamente,

transportar uma mala pesada ao ombro, tocar violino ou um instrumento de sopro, cantar ou actividades que incentivam uma postura de cabeça para a frente, como inclinar-se para a frente ao ler. Embora existam opiniões diferentes sobre o papel dos hábitos de trabalho e da postura no desenvolvimento da ATM, faz sentido evitar tudo o que agrave uma condição existente.[32]

Alimentos duros/goma de mascar

Se sofre de perturbações da ATM, deve evitar morder uma espiga de milho, uma maçã ou uma sandes de três pratos, ou fazer qualquer coisa que exija que abra muito a boca. Também é provavelmente uma boa ideia manter-se afastado de amendoins, batatas fritas, pretzels e gelados - tudo o que seja duro, estaladiço ou mastigável (incluindo pastilhas elásticas). [32]

Trabalhos dentários

Os profissionais devem ter cuidado quando efectuam vários tratamentos dentários. Certos procedimentos dentários parecem causar sintomas de ATM em algumas pessoas. Para evitar desencadear ou exacerbar um problema existente, os dentistas não devem exercer demasiada pressão sobre o maxilar, empurrar o maxilar para trás ou colocar tampas demasiado grossas ou obturações demasiado altas. Um trabalho dentário prolongado em que o paciente tem de abrir muito a boca durante um longo período de tempo pode causar ou agravar um problema de ATM. É frequente ouvirmos falar de pacientes que apresentam os primeiros sintomas após a remoção dos seus dentes do siso. Alguns pacientes sofrem de espasmos no maxilar e outras complicações cirúrgicas após a extração dos terceiros molares.[31]

Ortodontia

É geralmente assumido que o tratamento ortodôntico não tem influência na prevalência de problemas da ATM. Os estudos sugerem fortemente que a ortodontia não é um fator de risco para os distúrbios da ATM e que os distúrbios da ATM não são mais comuns em pacientes com próteses do que noutros grupos populacionais. Este facto refuta a teoria amplamente difundida de que a ortodontia previne ou reduz o desenvolvimento de problemas da ATM. Além disso, a maioria dos especialistas concorda que "as extracções de pré-molares para terapia ortodôntica não causam deslocamento posterior dos côndilos". Novamente, como mencionado acima, muitos estudos de prevalência não são cientificamente válidos por várias razões. Também já ouvimos falar de pacientes com ATM cujos sintomas começaram após o tratamento ortodôntico.[31]

Intubação

Sabe-se que a entubação durante procedimentos cirúrgicos pode levar a problemas na articulação temporomandibular. A boca do doente tem de ser aberta rapidamente e de forma muito ampla para inserir o tubo de respiração e a mandíbula pode permanecer fixa durante um período de tempo prolongado. Os doentes com ATM que pretendam ser operados devem informar o anestesista da sua condição, para que possam ser considerados métodos alternativos de anestesia.[32]

Maloclusão

Outras teorias etiológicas incluem a má oclusão, o bruxismo e o stress. Estas teorias são muito controversas e, embora sejam bastante populares, a relação causal entre a má oclusão, o bruxismo, o stress e as perturbações da ATM não foi cientificamente comprovada. Uma das explicações mais comuns para os distúrbios da ATM é a má oclusão ou "má mordida". Os defensores desta teoria acreditam que a má oclusão exerce uma pressão adicional sobre os músculos da mastigação, fazendo com que fiquem tensos, provocando dor e mais espasmos. Alguns acreditam que as más oclusões não causam problemas de ATM, mas podem exacerbar um problema existente. As tentativas de corrigir esta desarmonia oclusal incluem uma série de procedimentos dispendiosos e irreversíveis, como a restauração de dentes danificados e a substituição de dentes em falta, a trituração de dentes seleccionados e o reposicionamento da mandíbula com talas, seguido de aparelhos para estabilizar a nova mordida. Estudos recentes refutam a teoria da má oclusão. As pessoas com uma má mordida não são mais propensas a ter problemas de ATM do que as pessoas com uma boa mordida. O facto é que algumas pessoas com uma boa mordida desenvolvem distúrbios da ATM e algumas pessoas com uma má oclusão grave nunca desenvolvem distúrbios da ATM. Para além disso, existe uma grande variedade de condições normais de mordida.[32]

Bruxismo/stress

Alguns médicos dizem aos seus pacientes que eles têm problemas de ATM porque rangem os dentes e que rangem os dentes porque estão stressados. No entanto, cerca de um quarto da população, com ou sem ATM, range os dentes durante a noite. Nem todas as pessoas com problemas de ATM rangem os dentes, e nem todas as pessoas que habitualmente rangem os dentes têm problemas de ATM. A ciência ainda não provou se o stress é a causa do bruxismo e da dor resultante ou se é apenas o resultado de lidar com uma condição de dor crónica. Uma área importante de investigação deverá ser a dos factores neuroquímicos que podem influenciar o bruxismo. Outra teoria sobre o bruxismo é que os pacientes com dentes desalinhados rangem os dentes para "encontrar a sua mordida". Talvez porque a esmagadora maioria das pessoas que procuram tratamento para o distúrbio da ATM são mulheres, o stress tornou-se uma das teorias mais amplamente aceites (e prejudiciais) para a causa do distúrbio da ATM. Muitas vezes, os pacientes com ATM são acusados de ter um distúrbio psicológico quando não respondem ao tratamento, e são acusados de causar e/ou manter a sua dor. Sem uma explicação credível para a sua dor, não é surpreendente que muitos doentes fiquem deprimidos e se afastem da família, dos amigos e dos profissionais. Alguns acabam por duvidar da sua própria sanidade mental.[32]

Classificação dos distúrbios da articulação temporomandibular.

Classificação diagnóstica (Academia Americana de Dor Orofacial, McNeill)

1. Doença articular da articulação temporomandibular
   - Aplasia
   - Hipoplasia
   - Hiperplasia
   - Neoplasia
2. Perturbação da função do disco intervertebral
   - Hérnia discal com redução
   - Hérnia discal sem redução
3. Deslocação da articulação temporomandibular (articulação temporomandibular)
4. Doença inflamatória
   - Capsulite/sinovite
   - Poliartrite
5. Osteoartrite (doenças não-inflamatórias)
   - Osteoartrite: primária
   - Osteoartrite: secundária
6. Anquilose
7. Fratura (processo condilar)
8. Perturbações dos músculos mastigatórios
   - Dor miofacial
   - Miosite
   - Mioespasmo
   - Mialgia longa - não classificada
   - Contractura miofibrótica
   - Neoplasia

Distúrbios temporomandibulares

O termo "dor na articulação temporomandibular" tem significados muito diferentes entre os médicos, os doentes e o público em geral. No passado, a classificação da doença com base nos sintomas era problemática. Como refere Laskin, a dificuldade começou com a introdução da "síndrome da articulação temporomandibular". Nessa altura, os médicos agruparam erradamente uma "variedade de condições etiologicamente não relacionadas numa categoria de diagnóstico baseada no facto de produzirem sinais e sintomas semelhantes", o que resultou num "diagnóstico igual a um tratamento". Só mais tarde é que se reconheceu que muitos destes doentes sofriam de doenças relacionadas com os músculos. Os termos "dor miofascial" (MFP) e "dor e disfunção miofascial" (MPD) evoluíram e os "distúrbios da ATM" tornaram-se "DTMs". [34]

Agitação interna

Uma desordem intracapsular é definida como qualquer comprometimento do movimento articular suave. Assim, embora o termo englobe todos os tipos de desordens intracapsulares que interferem com o movimento articular funcional suave, o termo é normalmente utilizado indistintamente com a deslocação do disco em relação à articulação temporomandibular (ATM).[35]

Uma rutura discal é definida como um desalinhamento do disco em relação ao côndilo e à eminência. Teoricamente, um disco pode ser deslocado em vários graus e em qualquer direção (ou seja, anterior, posterior, lateral ou medial). Raramente um disco é deslocado apenas numa direção, com a possível exceção de uma deslocação anterior. As deslocações posteriores foram descritas, mas são raras. As deslocações laterais puras também parecem ser raras e podem estar relacionadas com uma fase avançada da doença discal. O tipo mais comum de hérnia discal é uma deslocação anterior. Existe controvérsia quanto ao tipo de deslocação seguinte mais comum. Alguns estudos referem uma deslocação anteromedial mais frequente, outros referem uma deslocação anterolateral mais frequente e outros ainda referem uma distribuição igual de deslocações anteromediais e anterolaterais em doentes e voluntários saudáveis.[35]

No que respeita ao diagnóstico clínico e ao tratamento, distinguem-se duas fases predominantes da hérnia discal. As respectivas condições são designadas por hérnia discal com redução e hérnia discal sem redução. Numa ATM normal, o disco encontra-se sobre a cabeça do côndilo, com o ligamento posterior na posição de 12 horas (superior ao côndilo) e a zona média na posição de 1 hora (superior-anterior ao côndilo). Aquando da abertura, o complexo disco-côndilo desloca-se anteriormente. Embora o côndilo também gire anteriormente, o disco gira relativamente posterior ao côndilo. [35]

Doenças das articulações

As doenças das articulações podem ter causas degenerativas, traumáticas, infecciosas, imunológicas, metabólicas, neoplásicas, congénitas ou de desenvolvimento.

Deslocação do disco intervertebral (distorção interna)

A deslocação anterior do disco (ADD) é a doença articular mais comum. A deslocação anterior do disco (também conhecida como deslocação interna) é definida como "uma perturbação da relação anatómica normal entre o disco e o côndilo que interfere com o movimento suave da articulação e causa um estalido, um clique, um estalido ou um bloqueio temporários". O tratamento é indicado quando existe dor e uma limitação significativa da amplitude de movimentos. A incidência da DDA é desconhecida. Numerosos estudos radiográficos, clínicos e em cadáveres de indivíduos assintomáticos revelaram taxas de até 30%. O significado clínico deste achado permanece incerto. Quando o disco se desloca anteriormente, há um estiramento excessivo do tecido retrodiscal, que é então sujeito a cargas repetitivas pelo côndilo mandibular. Foi demonstrado que este tecido tem uma certa capacidade de se adaptar a estas forças e pode transformar-se num "pseudo disco intervertebral". Em muitos doentes, o disco é recapturado, o que é designado por "deslocação do disco com redução" e resulta em sons da ATM (estalidos ou estalidos) e num movimento de translação completo do côndilo. Quando a mandíbula se fecha, um estalido recíproco (de fechamento) representa o retorno do côndilo ao tecido retrodiscal e o retorno do disco a uma posição anterior. Muitos acreditam que a ADD com redução não precisa de ser tratada, exceto se houver dor articular concomitante. [36]

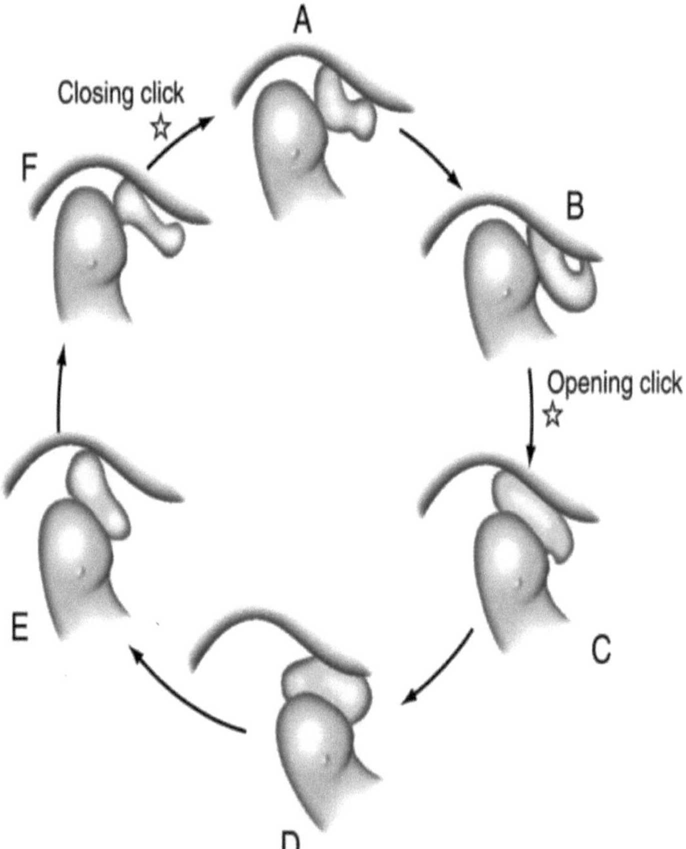

Deslocamento anterior do disco intra-articular com retração ao abrir a boca. Quando o disco regressa à sua posição normal em relação ao côndilo, produz-se um estalido ou um estalido. Ao fechar, o disco desloca-se novamente para a frente, por vezes acompanhado de um segundo som (clique recíproco).

A ADD sem redução, também conhecida como bloqueio fechado, tem uma apresentação clínica muito diferente, uma vez que a translação para a frente do côndilo é limitada pela posição anterior do disco e não pode ser reduzida sobre o disco, permitindo apenas movimentos de rotação e nenhum movimento de translação. Os doentes com bloqueio fechado agudo ou subagudo referem normalmente um início súbito de dor e incapacidade de abrir mais de 20 a 30 mm. O doente pode referir ruídos articulares que cessam subitamente com o início dos sinais e sintomas. Clinicamente, a mandíbula desvia-se para o lado afetado durante a abertura, uma vez que a articulação não afetada pode deslocar-se. Além disso, os movimentos de excursão da mandíbula para o lado contralateral são limitados.[36]

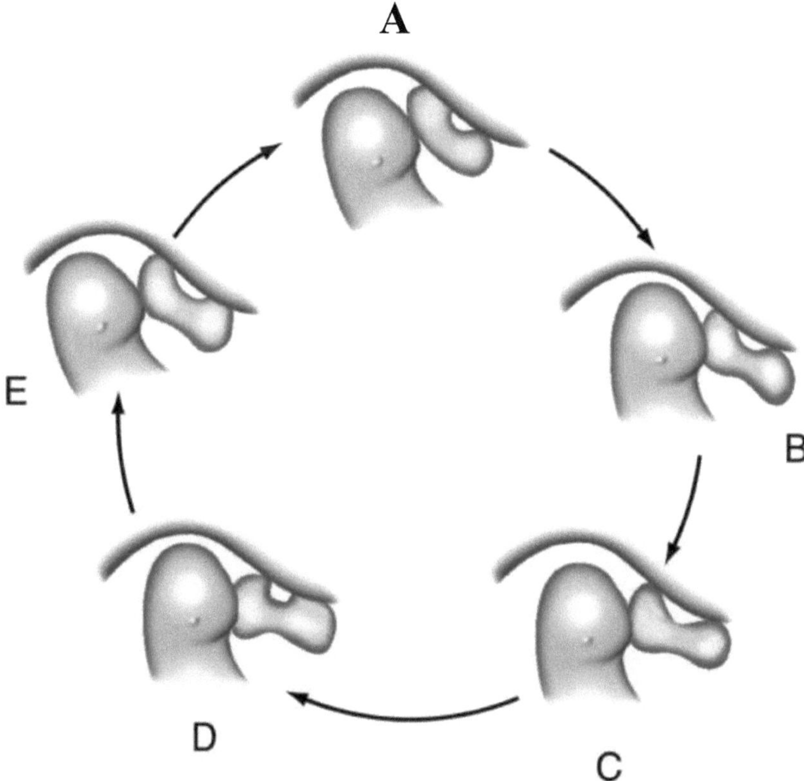

Deslocação anterior do disco intra-articular sem redução quando se tenta abrir a boca. O disco deslocado actua como uma barreira e impede a translação completa do côndilo.

O diagnóstico de DTM continua a ser um grande desafio para os médicos. É necessário um diagnóstico exato para um tratamento eficaz. A dificuldade não reside na distinção entre disfunção articular e muscular, mas na inter-relação entre as duas entidades. Embora os doentes possam ter perturbações articulares ou musculares isoladas, muitos têm uma componente de ambas. Por outras palavras, a doença articular pode levar a disfunção muscular e a disfunção muscular pode levar a disfunção articular. Isto pode não ser visível ao exame porque o doente tende a proteger-se da dor. [36]

No caso de uma deslocação crónica do disco sem redução, o doente pode normalmente referir um bloqueio fechado agudo que se resolveu com o tempo. A recuperação da função deve-se ao alongamento do tecido retrodeslocado ao longo de semanas a meses, restaurando o movimento de translação. A RM permite a avaliação de anomalias dos tecidos moles da ATM. A RMN não é invasiva e evita a exposição à radiação. O disco intervertebral pode ser visualizado, permitindo efetuar um diagnóstico. As imagens T1 mostram um disco bicôncavo hipodenso entre o côndilo e a eminência. A efusão, o edema da medula óssea e a patologia dos tecidos moles podem ser bem visualizados com imagens T2. Estão disponíveis vistas multiplanares da articulação temporomandibular e são também possíveis estudos dinâmicos com RM de alta velocidade. A capacidade de adaptação da articulação às cargas biomecânicas e às alterações do disco é objeto de debate.[36]

No seu sistema de classificação, Wilkes teoriza que um desvio interno conduz logicamente a uma doença articular degenerativa (DJD). No passado, foram utilizados métodos cirúrgicos e não cirúrgicos para reposicionar o disco deslocado e, assim, travar a sua progressão. Milam contrapõe que "a capacidade adaptativa da ATM não é ilimitada, uma vez que alguns indivíduos são capazes de ter uma resposta adaptativa à deslocação do disco; outros indivíduos são incapazes de se adaptar a estas perturbações estruturais, podendo ocorrer uma DAD progressiva". Os factores que podem afetar a resposta adaptativa incluem a idade, o sexo, o stress e a doença. Conclui que a disfunção discal pode ser variável como causa ou efeito, mas nem sempre conduz à doença. Embora os doentes sem disfunção interna possam desenvolver osteoartrite (OA), existe uma inter-relação complexa. A questão de saber se a doença discal é uma causa ou uma consequência da DJD continua a ser controversa; no entanto, a evidência científica favorece claramente a última conclusão.[36]

GESTÃO

Uma vez que os sintomas associados à deslocação anterior do disco com e sem redução diminuem com o tempo, os médicos não devem tratar os doentes partindo do princípio de que um estalido assintomático conduzirá inevitavelmente a um estalido ou bloqueio doloroso. Os estalidos ou bloqueios dolorosos devem ser inicialmente tratados com terapêutica conservadora.[34]

Os tratamentos recomendados para a DDA sintomática incluem terapia com talas, manipulação manual e outras formas de fisioterapia, medicamentos anti-inflamatórios, artrocentese, lise e lavagem artroscópica, artroplastia e osteotomia vertical do ramo. Muitas destas técnicas não cirúrgicas e cirúrgicas são eficazes na redução da dor e no aumento da amplitude de movimento da mandíbula, mesmo que a posição anormal do disco não seja corrigida.[34]

Deslocação anterior do disco com redução.

Tanto as talas de estabilização planas, que não alteram a posição da mandíbula, como as talas de reposicionamento anterior têm sido utilizadas para tratar as fissuras dolorosas. As talas de reposicionamento anterior mantêm a mandíbula numa posição anterior e evitam que o côndilo se feche posteriormente ao disco. Os clínicos devem pesar os potenciais benefícios da utilização de talas de reposicionamento contra os potenciais efeitos secundários destes dispositivos, que incluem o movimento dentário e uma mordida aberta. Os médicos têm defendido técnicas destinadas a colocar o disco na sua posição normal, mas os estudos demonstraram que a terapia com talas, a artrocentese ou a artroscopia raramente colocam o disco numa posição normal. Os sintomas dolorosos desaparecem mesmo que o disco continue deslocado. [35]

Deslocação anterior do disco sem redução.

As opções de tratamento devem basear-se no grau de dor associado à DDA. O tratamento de uma ATM bloqueada pode ser não cirúrgico ou cirúrgico. Os objectivos de uma terapia bem sucedida são a eliminação da dor e o restabelecimento da função através do aumento da amplitude de movimento da mandíbula. Para atingir estes objectivos, não é necessário mover o disco para uma posição normal. Os doentes com movimentos limitados mas com dor mínima beneficiam frequentemente da manipulação manual da mandíbula e de um programa de exercícios destinado a aumentar a amplitude de movimento mandibular através de métodos manuais ou de dispositivos de movimento mandibular disponíveis no mercado. Muitos clínicos também utilizam um aparelho de estabilização oclusal plano para reduzir os efeitos adversos do bruxismo. Sato e colegas relataram que a combinação de uma tala de estabilização plana e medicação anti-inflamatória resultou na redução da dor e na melhoria da amplitude de movimento em mais de 75% dos pacientes. O sucesso desta terapia foi atribuído à diminuição da inflamação e ao alongamento gradual da fixação posterior, o que permitiu um maior movimento do côndilo na fossa. Esta terapia também foi útil na redução da dor muscular secundária. Os doentes com dor intensa ao movimento da mandíbula podem beneficiar de artrocentese ou artroscopia. A irrigação da articulação com corticosteróides intra-articulares para reduzir a inflamação ou com hialuronato de sódio para aumentar a lubrificação da articulação e reduzir as aderências também se revelou útil na redução da dor associada à deslocação não redutora do disco. [35]

Capsulite e sinovite

A inflamação do ligamento capsular pode ser caracterizada por inchaço e dor persistente limitada à articulação. Os movimentos que esticam o ligamento capsular provocam dor e limitam os movimentos. Uma inflamação grave pode aumentar o volume do líquido sinovial. Neste caso, pode ocorrer uma mordida aberta posterior ipsilateral (falta de contacto entre os dentes maxilares e mandibulares) devido ao deslocamento inferior do côndilo. Da mesma forma, a inflamação devida a traumatismo ou disfunção pode afetar o tecido retrodiscal. O edema nesta área pode causar uma deslocação anterior do côndilo e uma má oclusão aguda com restrição dolorosa do movimento mandibular.

A membrana sinovial, altamente inervada e vascularizada, digere os detritos e os mediadores da dor libertados durante a degradação da cartilagem. Se esta capacidade for sobrecarregada, ocorre inflamação (sinovite aguda). A inflamação da membrana sinovial é um sinal precoce de DAD. Foram detectados mediadores inflamatórios e da dor no líquido sinovial da articulação temporomandibular. Existe a hipótese de que a decomposição química dos subprodutos degenerativos estimula a produção de mediadores da inflamação e da dor (incluindo a prostaglandina E2 e o leucotrieno B4) através da cascata do ácido araquidónico. A prostaglandina E2 é um potente vasodilatador e o leucotrieno B4 atrai células inflamatórias. A sua presença provoca uma dor aguda na sinovite e estimula danos adicionais através de citocinas e proteases. Por este motivo, pensa-se que a artrocentese e a artroscopia para lavagem das articulações e lise das aderências têm um efeito terapêutico. Estes procedimentos removem os resíduos particulados e os mediadores da dor, o que ajuda a reduzir a inflamação e a dor nas articulações. Os resultados são semelhantes com e sem reposicionamento do disco. A lise das aderências pode melhorar a amplitude de movimentos. As injecções de esteróides são também utilizadas para reduzir a inflamação sinovial e a dor. [36]

Estudos recentes analisaram a morfina intra-articular para o alívio prolongado da dor nos doentes. Atualmente, a investigação centra-se no papel dos mediadores bioquímicos no desenvolvimento e na progressão da dor e da disfunção da ATM, bem como na identificação de "marcadores" bioquímicos para as perturbações da ATM.

Doença articular degenerativa (osteoartrite)

A doença articular degenerativa (DAD), também conhecida como osteoartrose, osteoartrite e artrite degenerativa, é essencialmente uma doença da cartilagem articular e do osso subcondral com inflamação secundária da membrana sinovial. Trata-se de uma doença articular localizada sem manifestações sistémicas. O processo começa na cartilagem articular carregada, que se afina e se divide (fibrilhação) e depois se parte durante a atividade articular. Isto leva à esclerose do osso subjacente, a quistos subcondilares e à formação de osteófitos. Trata-se essencialmente de uma reação da articulação a um microtrauma ou a uma pressão crónica. O microtrauma pode assumir a forma de abrasão contínua das superfícies articulares, como no desgaste natural relacionado com a idade, ou de aumento das forças de carga, possivelmente devido a uma atividade parafuncional crónica. Nos doentes com doenças degenerativas, a cobertura de tecido fibroso permanece intacta. Este facto pode ser um fator de remodelação e de recuperação normalmente esperado na osteoartrose e na osteoartrite. A relação entre os distúrbios internos e a DJD não é clara, mas os sinais radiológicos de DJD foram observados mais frequentemente em indivíduos com deslocação do disco sem redução.

A doença articular degenerativa pode ser classificada como primária ou secundária, embora ambas sejam semelhantes no exame histopatológico. A doença articular degenerativa primária é de origem desconhecida, mas os factores genéticos desempenham um papel importante. É frequentemente assintomática e é mais comum em doentes com mais de 50 anos de idade, embora as alterações artríticas precoces também possam ser observadas em pessoas mais jovens. A doença articular degenerativa secundária deve-se a uma causa conhecida, como um traumatismo, uma displasia congénita ou uma doença metabólica. [34]

Manifestações clínicas

A DTM começa cedo e tem sido observada em mais de 20% das articulações em pessoas com mais de 20 anos. Um estudo de doentes com menos de 30 anos que se apresentaram numa clínica de DTM mostrou que dois terços dos doentes apresentavam alterações degenerativas nos tomogramas. A incidência de alterações degenerativas aumenta com a idade, e mais de 40% dos pacientes com mais de 40 anos apresentam tais alterações. Richards e Brown observaram uma correlação direta entre a taxa e a extensão do desgaste dentário e a doença degenerativa da articulação temporomandibular em cadáveres de nativos americanos, independentemente da idade. Verificaram também que o osso temporal apresentava mais alterações do que o côndilo. Muitos pacientes com desordem ligeira a moderada da ATM não apresentam sintomas, embora possam ser observadas alterações artríticas nas radiografias. A presença de dor em pacientes com DJD está associada a inflamação e derrame articular.

As alterações degenerativas da articulação temporomandibular encontradas num exame de raios X podem ser acidentais e podem não ser responsáveis pelos sintomas de dor facial ou disfunção da ATM; no entanto, algumas alterações degenerativas podem ser subdiagnosticadas num exame de raios X convencional porque os defeitos estão limitados aos tecidos moles das articulações. Estas alterações dos tecidos moles podem ser mais bem visualizadas com a RMN.

Os doentes com perturbação sintomática da ATM apresentam dor unilateral diretamente sobre o côndilo, limitação da abertura mandibular, crepitações e uma sensação de rigidez após um período de inatividade. Ao exame, observam-se sensibilidade e crepitações à palpação intra-auricular e pré-tragular com desvio da mandíbula para o lado doloroso. Os achados radiográficos na doença articular degenerativa podem incluir estreitamento do espaço articular, espaço articular irregular, achatamento das superfícies articulares, formação de osteófitos, lábio anterior do côndilo e presença de quistos de Ely. Estas alterações são mais bem observadas em tomogramas ou tomografias computorizadas. A presença de derrame articular é mais bem identificada em exames de RMN ponderados em T2. [35]

Tratamento.

As doenças articulares degenerativas da articulação temporomandibular podem normalmente ser tratadas de forma conservadora. Muitos doentes registam uma melhoria acentuada ao fim de 9 meses e, em muitos casos, o "esgotamento" ocorre ao fim de 1 ano. Parece aconselhável tratar um doente de forma conservadora durante 6 meses a 1 ano antes de considerar a cirurgia, a não ser que a dor ou a disfunção graves persistam após uma tentativa razoável de terapia não cirúrgica. A terapia conservadora inclui medicação anti-inflamatória não esteroide, calor, uma dieta ligeira, repouso e talas oclusais que permitem o movimento livre da mandíbula. Pode também ser necessário tratar a dor miofascial ou os defeitos meniscais em simultâneo. Os esteróides intra-articulares podem ser utilizados para episódios agudos, mas existe a preocupação de que as injecções repetidas possam causar alterações ósseas degenerativas. Relatórios preliminares sugerem que os efeitos anti-inflamatórios da terapia com doxiciclina podem ser úteis no alívio da dor associada aos sintomas da ATM. A cirurgia está indicada em casos de dor persistente na ATM ou de perda significativa de função e quando existe evidência radiológica clara de alterações degenerativas da articulação. Por norma, é efectuada uma artroplastia em que a operação se limita à remoção de osteófitos e áreas erosivas. As articulações temporomandibulares artificiais foram desenvolvidas para o tratamento de doentes com alterações degenerativas avançadas da articulação temporomandibular. [37]

Defeitos de desenvolvimento

As perturbações do desenvolvimento que afectam a articulação temporomandibular podem levar a anomalias no tamanho e na forma do côndilo. A hiperplasia, a hipoplasia, a agenesia e a formação de um côndilo bífido podem ser visíveis no exame radiográfico da articulação. Factores locais, como traumatismos ou infecções, podem desencadear perturbações no crescimento do côndilo.

A verdadeira hiperplasia condilar ocorre geralmente após a puberdade e está completa entre os 18 e os 25 anos de idade. Pode ser observada uma restrição da abertura, um desvio da mandíbula para o lado do côndilo aumentado e uma assimetria da face. Ocasionalmente, o côndilo hiperplásico está associado a dor aquando da abertura.

As assimetrias faciais são frequentemente o resultado de perturbações do crescimento condilar, uma vez que o côndilo é o local de crescimento compensatório e de remodelação adaptativa. As deformidades faciais associadas à hiperplasia condilar incluem a formação de um ramo convexo no lado afetado e uma forma côncava no lado normal. Se a hiperplasia condilar for reconhecida precocemente e corrigida cirurgicamente, as deformações faciais podem ser evitadas.

O desvio mandibular para o lado afetado e as deformidades faciais também estão associados à agenesia unilateral e à hipoplasia do côndilo. Os enxertos de costela têm sido utilizados para substituir o côndilo em falta e minimizar a assimetria facial na agenesia. Na hipoplasia, o ramo é curto e largo, o corpo mandibular é encurtado e entalhado antegonalmente no lado afetado, enquanto no lado oposto o corpo mandibular é alongado e a face é plana. Também neste caso, a intervenção cirúrgica precoce é importante para limitar a deformidade facial.[30]

FRAQUEZAS

As fracturas da cabeça do côndilo e do pescoço são frequentemente causadas por um golpe no queixo. O doente com uma fratura condilar apresenta geralmente dor e edema na área da articulação, bem como uma restrição e desvio da mandíbula para o lado lesionado ao abrir. As fracturas condilares bilaterais podem levar a uma mordida aberta anterior. O diagnóstico de uma fratura do côndilo é confirmado por um exame de raios-X. As fracturas intracapsulares e não deslocadas da cabeça do côndilo geralmente não são tratadas cirurgicamente. A mobilização precoce da mandíbula é importante para evitar a anquilose óssea ou fibrosa.

Transferência

Numa deslocação da mandíbula, o côndilo está localizado anteriormente ao processo articular e não pode regressar à sua posição normal sem assistência. Esta perturbação contrasta com a subluxação, na qual o côndilo se desloca para a frente durante a abertura ampla, mas pode regressar à sua posição de repouso sem manipulação. Foi demonstrado que a subluxação é uma variação da função normal e que a amplitude de movimento normal do côndilo não se limita à fossa.

As luxações da mandíbula resultam geralmente de uma coordenação muscular inadequada aquando da abertura da mandíbula durante a alimentação ou o bocejo e, menos frequentemente, de um traumatismo; podem ser unilaterais ou bilaterais. As queixas típicas do doente com uma luxação são a incapacidade de fechar a mandíbula e a dor associada ao espasmo muscular. Ao exame clínico, pode ser observada uma depressão profunda na região pré-trágica, correspondendo à posição do côndilo anterior à eminência. A redução do côndilo pode geralmente ser efectuada sem recurso a relaxantes musculares ou anestesia geral. Em caso de espasmos musculares graves que dificultem a redução, pode ser útil a administração intravenosa de diazepam (cerca de 10 mg). O médico que reduz a mandíbula deve colocar-se à frente do doente sentado e colocar os polegares na tábua óssea vestibular ao lado dos molares mandibulares; os restantes dedos de cada mão devem ser colocados sob o queixo. O côndilo é reposicionado por um movimento para baixo e para trás. Isto é feito pressionando simultaneamente a parte posterior da mandíbula e levantando o queixo. Quando o côndilo tiver atingido o nível da eminência, pode normalmente ser guiado para trás até à sua posição normal.[36]

As recomendações para o período pós-redução são limitar o movimento da mandíbula e tomar aspirina ou medicação anti-inflamatória não esteroide para reduzir a inflamação. O doente deve ser aconselhado a não abrir muito a boca quando come ou boceja, uma vez que a recorrência é frequente, especialmente no período inicial após a redução. Devido ao risco de anquilose fibrosa, não é recomendada uma imobilização prolongada.[30]

As luxações recorrentes crónicas têm sido tratadas com métodos cirúrgicos e não cirúrgicos. Atualmente, as injecções de soluções esclerosantes não são tão utilizadas porque a extensão da fibrose e a limitação condilar são difíceis de controlar. Vários procedimentos cirúrgicos são recomendados para o tratamento das luxações mandibulares recorrentes, incluindo enxerto ósseo na eminência, miotomia pterigoide lateral, redução da eminência, aumento da eminência com implantes, encurtamento do tendão temporal por cicatrização intra-oral, plicatura da cápsula articular e reposicionamento do arco zigomático. [30]

Anquilose

Na anquilose óssea verdadeira da articulação temporomandibular, a cabeça do côndilo está fundida com o osso temporal. O traumatismo do queixo é a causa mais comum de anquilose da ATM, embora a infeção também possa estar envolvida. As crianças são mais susceptíveis à anquilose devido ao seu maior potencial osteogénico e a um disco intervertebral incompletamente formado. A anquilose é frequentemente o resultado de uma imobilização prolongada após uma fratura condilar. A restrição do movimento da mandíbula, o desvio da mandíbula para o lado afetado durante a abertura e a assimetria facial podem ser observados na anquilose da articulação temporomandibular. Os depósitos ósseos podem ser observados nas radiografias. A anquilose tem sido tratada através de vários procedimentos cirúrgicos. A técnica mais comum é a artroplastia com gap, utilizando materiais de interposição entre os segmentos cortados. [36]

Aderência do disco

A adesão do disco é definida como uma adesão temporária do disco à fossa ou ao côndilo. Esta adesão pode ser causada por uma carga estática prolongada ou por falta de lubrificação ou por uma combinação de ambos. Os doentes referem frequentemente dificuldade em abrir a mandíbula ao acordar. Quando se tenta mover a mandíbula, a aderência pode normalmente ser ultrapassada; isto é frequentemente acompanhado por um único estalido ou clique. A condição não deve ser confundida com doença discal com redução ou subluxação. [35]

Fenómeno do disco intervertebral ancorado.

Outra condição com características semelhantes é conhecida como um fenómeno de disco ancorado. Pensa-se que o disco está preso à fossa devido a uma lubrificação deficiente. Uma forte força adesiva impede que a fossa ou o côndilo sejam comprimidos por um simples movimento da mandíbula. Este fenómeno pode assemelhar-se a uma doença discal sem redução, embora muitas vezes não se ouça qualquer estalido e a restrição da abertura da boca seja considerada mais grave. [35]

Aderência do disco intervertebral

Uma aderência discal é definida como uma ligação fibrótica entre o disco e o côndilo ou o disco e a fossa. Esta condição caracteriza-se por uma restrição dos movimentos da mandíbula. Ao contrário de uma aderência, esta não pode ser ultrapassada por simples movimentos da mandíbula. Esta situação deve ser distinguida de uma alteração do disco sem redução ou de uma anquilose fibrosa. Não é necessário que o disco esteja desarranjado para que ocorra uma adesão ou aderência discal. As aderências são difíceis de diagnosticar clinicamente. A informação mais importante, nomeadamente a incapacidade temporária de abrir bem a boca após uma carga estática, que é corrigida pelo movimento ou manipulação da mandíbula, e o som de estalido único que a acompanha, podem ser obtidos a partir da história clínica. Estes tipos de aderências raramente ocorrem quando o doente se encontra na clínica. O disco pode ficar ancorado durante um período de tempo prolongado se o doente não for capaz de superar a força adesiva entre as superfícies do disco e a fossa. Nestes casos, o doente apresenta uma abertura limitada da boca, uma deflexão para o lado ipsilateral durante a abertura e a protrusão, e movimentos contralaterais limitados. A restrição da abertura da boca pode ser mais grave do que na doença discal sem redução, uma vez que a força de adesão impede qualquer translação na articulação e a mobilidade é estritamente determinada pela rotação do côndilo. Tecnicamente, as aderências também podem ocorrer no espaço articular inferior; neste caso, a rotação do côndilo é prejudicada. O quadro clínico de um doente com uma aderência no espaço articular inferior é semelhante ao de um doente com uma aderência no espaço articular superior. Como o movimento do côndilo é agora determinado pela translação, o movimento pode ser irregular e causar uma sensação de rigidez. [30]

Um exame de raios X convencional não é indicado para detetar aderências, mas pode ser utilizado para excluir alterações degenerativas. A ressonância magnética pode ser utilizada para visualizar um disco estático (ou seja, imóvel). O diagnóstico diferencial pode incluir perturbações discais. As aderências persistentes e as alterações dos tecidos articulares associadas à osteoartrite podem dar origem a aderências. As aderências podem ser detectadas por artroscopia, artrografia por ressonância magnética e artrografia com película simples, embora as aderências mediais pareçam ser mais difíceis de detetar com esta última técnica [32]. Os diagnósticos diferenciais incluem hérnias discais sem redução, aderências prolongadas e anquilose fibrosa.

As aderências ocorrem frequentemente em articulações temporomandibulares dolorosas com mobilidade limitada que não respondem a terapias conservadoras. As aderências são difíceis de diagnosticar clinicamente, e a história e os achados clínicos de um doente com aderências podem não diferir dos de um doente com uma hérnia discal sem redução ou um disco ancorado. [35]

A adesão pode ser tratada através da tranquilização e educação, instruções para evitar a carga estática das articulações temporomandibulares e controlo dos hábitos parafuncionais. Se o paciente relatar que a mandíbula fica travada mesmo ao acordar, pode ser indicado um aparelho interoclusal (ou seja, um aparelho estabilizador). Se o doente e o médico não conseguirem desbloquear a mandíbula, está indicada uma artrocentese. As aderências também podem ser removidas por artroscopia, embora este procedimento raramente seja indicado em vez da artrocentese. As aderências são difíceis de tratar com medidas não cirúrgicas. A lise, a irrigação e o estiramento hidráulico podem ser suficientes para dissolver as aderências. É mais provável que seja necessário recorrer à artroscopia para soltar ou remover as aderências. [35]

Subluxação.

A subluxação (por vezes referida como hipermobilidade) é definida como uma hiperextensão do complexo discocondyle durante a abertura. Aquando da abertura, o complexo disco-condilo sobressai para além da eminência. Este facto é tipicamente acompanhado por um som surdo e abafado. O som pode ser recíproco (ou seja, pode ocorrer na abertura e no fecho). O som ocorre normalmente no final da fase de abertura (perto da abertura máxima) e no início da fase de fecho, ao contrário de um disco protuberante. A subluxação pode ser habitual, o que significa que o complexo disco-côndilo move a eminência para a frente e para trás sem causar dor, desconforto ou disfunção durante a abertura de rotina. Vários estudos transversais tentaram relacionar a hipermobilidade articular generalizada com a hipermobilidade da ATM, mas os resultados de uma revisão sistemática mostraram que isso continua a ser controverso. [35]

Dor neuropática

A dor neuropática difere fundamentalmente da dor somática, uma vez que não é necessária a estimulação dos nociceptores. Embora as lesões dos tecidos e dos nervos possam desencadear processos que conduzem à dor, a dor neuropática persiste após a cicatrização da lesão original. É aqui que reside o desafio do diagnóstico, uma vez que na maioria dos casos de dor neuropática não existe evidência de lesão tecidular ou inflamação em curso para "fundamentar" a dor, levando frequentemente a tratamentos que visam uma condição inexistente (por exemplo, terapia endodôntica sem lesão pulpar, extração dentária sem doença odontogénica). A alodinia e a hiperalgesia mecânica são características comuns da dor neuropática: o doente sente um aumento da dor em resposta a estímulos nocivos e da dor em resposta a estímulos não nocivos. [38]

Existem dois tipos gerais de dor neuropática: dor paroxística e dor persistente. A dor paroxística é uma dor súbita, breve (segundos a minutos) mas intensa que pode ocorrer espontaneamente ou ser desencadeada por um leve toque ou movimento na área afetada. A dor neuropática persistente é uma dor constante, em queimadura ou lancinante, que pode ser mais forte ou mais fraca. Em contraste com a dor somática, a dor neuropática paroxística caracteriza-se por intervalos sem dor e, por conseguinte, não tem a mesma provocação fiável de dor ao estímulo. Além disso, a dor neuropática não ocorre necessariamente na área que provoca a dor durante a estimulação, ou seja, a sensação de dor pode ser transmitida para áreas fora da zona de estimulação. [38]

Antes de nos debruçarmos sobre as doenças específicas da dor neuropática, é necessário um comentário final sobre a origem da sensação e da percepção. É certo que a grande maioria das percepções sensoriais é causada pelo estímulo físico real e representa-o com precisão. No entanto, é importante compreender que cada perceção é um produto da atividade neuronal no sistema nervoso central (SNC).[39]

Embora na maioria dos casos a atividade neuronal evocada do SNC codifique um estímulo físico, a atividade do SNC pode conduzir a uma experiência sensorial mesmo sem um estímulo físico aplicado externamente. Sabe-se que a estimulação eléctrica do SNC pode evocar percepções sensoriais vivas na ausência de estimulação periférica. Os processos patológicos que conduzem a uma atividade inadequada do SNC podem produzir percepções sensoriais que não têm qualquer correlação física, mas que podem ser tão reais e válidas como a perceção sensorial produzida por um estímulo físico.[38]

Um exemplo dramático da origem neurogénica da perceção é a experiência comum da sensação fantasma e da dor após uma amputação, em que não resta qualquer substrato periférico (por exemplo, braço ou perna) para experimentar a sensação. Considere-se que as amputações mais comuns são a extirpação da polpa e a extração de dentes, podendo ambas resultar em sensações fantasma neuropáticas e dor num dente desnervado ou em falta. O facto pouco ortodoxo mas inegável é que não é preciso ter uma parte do corpo para experimentar uma sensação ou dor na região correspondente, e que existem processos neurais que podem desencadear e manter uma perceção real na ausência de um estímulo físico. O terapeuta deve, portanto, aceitar que o que o paciente diz estar a sentir é uma experiência sensorial real com uma base fisiológica, embora não necessariamente física. Tratar a dor neuropática como se a dor tivesse origem nas estruturas em que a dor é sentida não reconhece a natureza neurogénica da dor neuropática e resulta frequentemente num tratamento inadequado e ineficaz. Em vez disso, um tratamento bem sucedido é aquele que se concentra na eliminação ou no controlo da atividade neuronal anormal.[38]

Nevralgia do trigémeo

Características clínicas

A nevralgia do trigémeo é uma doença excruciante e debilitante que provoca dor facial e que é amplamente reconhecida como uma das condições humanas mais dolorosas. Também é conhecida como *"tique douloureux"*, que se refere à expressão facial ou aos tremores que frequentemente acompanham o episódio doloroso. A nevralgia do trigémeo é uma doença rara com uma incidência global de 3 a 5 pessoas por 100.000 (e um risco acrescido nas pessoas mais velhas, em que a incidência aumenta duas a três vezes para 6 a 12 pessoas por 100.000).

Embora seja rara, a nevralgia do trigémeo ocupa um lugar importante na medicina dentária, uma vez que muitos doentes com nevralgia do trigémeo acreditam que a dor pode estar relacionada com os dentes e consultam o dentista. A dor é descrita como uma dor lancinante, aguda, semelhante a um choque elétrico, que dura entre segundos e minutos. Na maioria dos casos, o doente tem consciência do gatilho da dor, como um leve toque numa região intra-oral ou extra-oral ou um movimento facial ou da língua. A nevralgia do trigémeo é, portanto, o epítome da dor neuropática, que se caracteriza por uma alodinia acentuada.[40]

A dor irradia frequentemente para zonas fora da zona de gatilho. A frequência é variável e vai de vários episódios por dia a vários meses; em casos raros e progressivos, a dor pode tornar-se permanente. A dor é quase sempre unilateral e ocorre quase igualmente na zona superior e inferior do trigémeo e, mais raramente, na zona ocular. A nevralgia do trigémeo ocorre quase com a mesma frequência em homens e mulheres, embora alguns relatórios tenham encontrado uma taxa ligeiramente superior nas mulheres.[40]

A nevralgia do trigémeo pode ser primária ou secundária. A nevralgia do trigémeo secundária ocorre devido a uma anomalia identificada, como um tumor intra ou extracraniano ou outra lesão que ocupe espaço, esclerose múltipla (EM) ou traumatismo. A nevralgia do trigémeo primária ocorre quando não existe uma causa identificada; a maioria dos casos de nevralgia do trigémeo é primária. A nevralgia do trigémeo primária ocorre normalmente em pessoas com mais de 50 anos, enquanto a nevralgia do trigémeo secundária ocorre normalmente em pessoas mais jovens. Por conseguinte, nos doentes mais jovens com nevralgia do trigémeo, há uma maior suspeita de uma doença subjacente, como um tumor ou esclerose múltipla, e o exame deve incluir uma tomografia computorizada (TC) ou uma ressonância magnética (RM) da cabeça e do cérebro para detetar uma patologia correspondente.[40]

A etiologia

A maioria dos casos de nevralgia do trigémeo é de natureza primária, sem causa subjacente identificável. Embora não exista uma teoria etiológica universal para a nevralgia do trigémeo, há pouca discordância quanto ao facto de se tratar de uma perturbação da dor neuropática resultante de um processamento sensorial alterado no gânglio do trigémeo ou no neuroeixo central do trigémeo. O reconhecimento e a codificação do estímulo de toque ligeiro que desencadeia a dor são aparentemente normais ao nível dos receptores sensoriais, ocorrendo uma perda das propriedades da modalidade (o toque ligeiro leva à sensação de dor) ao nível do gânglio trigeminal ou próximo deste.[38]

Uma etiologia geralmente aceite, mas não comprovada, é a presença de uma anatomia vascular anormal, mais frequentemente a artéria cerebelar superior que pressiona a raiz do trigémeo na fossa posterior. A correção neurocirúrgica por descompressão microvascular é um método amplamente utilizado para corrigir a anomalia vascular. Suspeita-se frequentemente que a desmielinização seja a patologia subjacente que conduz à excitabilidade eléctrica anormal e à dor, embora não existam provas sólidas que sustentem esta teoria.[38]

A nevralgia do trigémeo secundária desenvolve-se como resultado de uma doença subjacente, por exemplo, um tumor intra ou extracraniano ou outra lesão que ocupe espaço, esclerose múltipla ou traumatismo. Os tumores intracranianos mais comuns que podem causar nevralgia do trigémeo incluem os adenomas da hipófise, os meningiomas, os gliomas e os neuromas do acústico. Nestes casos, pensa-se que a doença subjacente resulta numa atividade eléctrica ectópica causada por pressão direta ou desmielinização. No entanto, não é claro porque é que a dor é episódica, apesar de a patologia subjacente ser constante. Cerca de 5 a 10% dos doentes com EM desenvolvem nevralgia do trigémeo, que pode ser o primeiro sintoma de EM não diagnosticada. Quando a nevralgia do trigémeo ocorre numa pessoa mais jovem, a suspeita de doença subjacente deve ser reforçada e devem ser solicitados exames de diagnóstico por imagem adequados.[38]

Diagnóstico

A nevralgia do trigémeo é um diagnóstico clínico baseado quase exclusivamente na história e no exame físico; podem ser identificadas outras doenças subjacentes através de exames imagiológicos. As principais características são a dor paroxística unilateral descrita como aguda, lancinante ou eléctrica, com intervalos sem dor e um estímulo identificado. A possibilidade de doença somática local (ou seja, odontogénica) deve ser cuidadosamente considerada, embora seja pouco provável que a dor somática odontogénica se caracterize por episódios intermitentes de dor.[40]

Deve ser efectuado um exame completo dos nervos cranianos e a suspeita de nevralgia do trigémeo secundária a tumor, anomalia vascular ou EM deve ser reforçada se forem encontradas outras anomalias no exame neurológico. Como a doença é intermitente e paroxística, o exame físico é geralmente completamente normal. Os limiares sensoriais do trigémeo são geralmente normais e simétricos, exceto durante um episódio de dor em que se verifica uma alodinia acentuada. Geralmente, não há sinais de lesões somáticas ou inflamatórias.[38]

Se houver suspeita de esclerose múltipla, deve ser efectuado um diagnóstico por imagem (TAC ou RMN) em todos os doentes com nevralgia do trigémeo, especialmente naqueles que apresentam sintomas antes dos 50 anos de idade. Não tratar o que não foi diagnosticado. Seguir este princípio simples evitará a experiência infeliz, mas não rara, de muitos doentes com nevralgia do trigémeo receberem um tratamento inadequado destinado a uma causa odontogénica inexistente. Embora existam certamente alguns casos em que é difícil excluir a possível contribuição de uma doença dentária coexistente, tenha em mente as diferenças básicas entre dor odontogénica (somática) e neuropática. Se se pensar que a dor é causada por uma doença odontogénica, então a dor é geralmente mais constante, responde de forma fiável à provocação por estimulação mecânica ou térmica e está confinada à região da patologia suspeita. Se a dor for causada por nevralgia do trigémeo, não existe praticamente nenhuma destas características de dor somática, mas a dor é intermitente e paroxística e está fora da zona de desencadeamento ou provocação.[38]

Tratamento

Existem várias opções medicamentosas e cirúrgicas para o tratamento da nevralgia do trigémeo; todas as terapias têm como objetivo reduzir a excitabilidade do nervo. A terapia medicamentosa é o tratamento inicial preferido para as pessoas que toleram a medicação. Os fármacos estabilizadores da membrana, como a carbamazepina, a gabapentina, o ácido valpróico, a fenitoína e o baclofeno, são geralmente utilizados isoladamente ou em combinação. Todos estes medicamentos reduzem a excitabilidade dos nervos, modulando a condutividade iónica das membranas nervosas excitáveis. Os medicamentos só devem ser prescritos por médicos que estejam familiarizados com a sua utilização, uma vez que todos têm efeitos secundários e reacções adversas e alguns requerem monitorização hematológica. O tratamento medicamentoso resulta num alívio completo ou aceitável em cerca de 75-80% dos doentes. Alguns doentes atingem uma remissão completa e uma minoria não responde após um tratamento medicamentoso prolongado. Estão disponíveis terapêuticas cirúrgicas para os doentes intolerantes, refractários ou que inicialmente não respondem ao tratamento medicamentoso.[38]

Uma classe de medicamentos de grande valor para o tratamento da dor neuropática em geral são os antidepressivos tricíclicos e heterocíclicos, nomeadamente a amitriptilina e a nortriptilina. Estes medicamentos são utilizados isoladamente ou em associação com fármacos estabilizadores da membrana, mas em doses muito inferiores às utilizadas no tratamento da depressão clínica ou de outras perturbações do humor. Embora o seu mecanismo de ação exato no alívio da dor neuropática não seja conhecido, parece que a sua modulação da neurotransmissão da noradrenalina a nível segmentar (medula espinal e tronco cerebral) e supra-espinal reduz a excitabilidade neuronal e a perceção da dor. É evidente que estes medicamentos, que são utilizados na gama de doses para a dor neuropática, não são utilizados para tratar a depressão clínica ou qualquer outra perturbação primária do humor.[38]

Os tratamentos minimamente invasivos para a nevralgia do trigémeo incluem a injeção percutânea de glicerina ou álcool ou a neurólise por radiofrequência dirigida à zona afetada do trigémeo. Estes procedimentos neuroablativos são realizados pelo anestesista ou neurocirurgião sob imagem fluoroscópica e, geralmente, visam inativar os sinais sensoriais da zona de gatilho durante períodos de tempo variáveis; um efeito secundário comum é um grau variável de anestesia na área fornecida pelo nervo tratado. Recentemente, os resultados preliminares da irradiação gama estereotáxica minimamente invasiva ("Gamma Knife") revelaram um excelente alívio. A radiocirurgia percutânea e estereotáxica proporciona alívio em cerca de 75% dos doentes, especialmente naqueles que falharam a terapêutica medicamentosa; estes procedimentos podem ter de ser repetidos meses ou anos mais tarde se os sintomas recidivarem. Finalmente, a descompressão microvascular é um procedimento neurocirúrgico craniano para reposicionar um vaso sanguíneo desviado, normalmente a artéria cerebelar superior anterior. Como procedimento neurocirúrgico, comporta riscos, incluindo perda de audição, anestesia da córnea, embolia cerebral e lesão do nervo facial. No entanto, oferece uma taxa de sucesso de cerca de 75% para os doentes em que outros métodos de tratamento falharam. A nevralgia do trigémeo causada por um tumor intracraniano ou extracraniano ou por esclerose múltipla é tratada através do tratamento da doença subjacente. No entanto, muitos doentes necessitam de medicamentos estabilizadores de membrana adicionais ou de medicamentos tricíclicos ou heterocíclicos.[38]

Neuralgia do glossofaríngeo

Características clínicas

A nevralgia do glossofaríngeo é uma dor neuropática que tem muitas das características da nevralgia do trigémeo, com algumas excepções notáveis. A dor ocorre na área do nervo glossofaríngeo, particularmente na área da língua posterior e da orofaringe lateral. A dor é menos intensa do que na nevralgia do trigémeo, mas continua a ser paroxística e episódica e é desencadeada pela deglutição ou pelo contacto com a mucosa da região inervada pelo nervo glossofaríngeo. A nevralgia do glossofaríngeo é uma doença rara que afecta aproximadamente 0,5 a 1 pessoa por cada 100.000.[39]

A etiologia

Para a nevralgia do glossofaríngeo, mais ainda do que para a nevralgia do trigémeo, não existe uma teoria etiológica unificada. A maioria reconhece processos patológicos subjacentes semelhantes aos propostos para a nevralgia do trigémeo, nomeadamente tumores e anomalias vasculares que levam à compressão do nervo e a impulsos nervosos ectópicos, desmielinização e traumatismo.[39]

Diagnóstico

O diagnóstico da nevralgia do glossofaríngeo, à semelhança da nevralgia do trigémeo, é um diagnóstico clínico baseado na história e no exame. A possibilidade de uma fonte odontogénica é menos provável devido à região anatómica envolvida. É essencial um exame completo dos nervos cranianos para detetar outras anomalias que possam indicar uma doença subjacente, como a esclerose múltipla ou um tumor. A tomografia computorizada e a ressonância magnética são adequadamente prescritas para detetar doenças intracranianas ou extracranianas associadas.[38]

Tratamento

A nevralgia do glossofaríngeo responde às mesmas terapêuticas médicas que são utilizadas para a nevralgia do trigémeo. Os procedimentos neurocirúrgicos cranianos e minimamente invasivos são raramente utilizados devido à acessibilidade limitada do nervo glossofaríngeo. Tal como acontece com a nevralgia do trigémeo, a nevralgia do glossofaríngeo causada por um tumor intra ou extracraniano ou por esclerose múltipla é tratada para a doença subjacente. No entanto, muitos doentes necessitam também de medicação estabilizadora da membrana ou de medicação tricíclica ou heterocíclica.[38]

Nevralgia pós-herpética

Características clínicas

Ao contrário da nevralgia do trigémeo e da nevralgia do glossofaríngeo, a nevralgia pós-herpética (NPH) não é uma dor neuropática paroxística, mas sim uma dor neuropática contínua, em queimadura ou em facada, que dura mais de três meses na zona de um surto anterior de herpes zoster ou herpes zoster. A nevralgia pós-herpética partilha com outras dores neuropáticas as características de hiperalgesia e alodinia. Com exceção dos raros casos de herpes sine zoster ou de reativação do zoster sem lesões concomitantes, a grande maioria dos doentes refere um episódio prévio de herpes zoster. Uma vez que o herpes zoster, tal como outros vírus do herpes humano, é um vírus de ADN neurotrópico, permanece inativo no ADN dos gânglios sensoriais primários após uma infeção primária por varicela zoster (varicela). A reativação viral subsequente é acompanhada por uma erupção vesiculocerosa dolorosa na pele ou na membrana mucosa, que corresponde ao dermátomo sensorial do nervo afetado.[38]

A doença é geralmente unilateral, mas pode propagar-se através do sangue em hospedeiros imunocomprometidos. Apenas cerca de 20 % dos casos de herpes zoster afectam o nervo trigémeo, afectando os dermátomos intra e extra-orais; cerca de 80 % dos casos afectam os nervos espinais. A maioria dos casos de herpes zoster afecta pessoas com mais de 60 anos, com uma prevalência estimada de até 24% neste grupo etário. A prevalência estimada de NPH após herpes zoster em doentes com mais de 60 anos situa-se entre 15 % e 40 %, o que corresponde a um risco aproximadamente 15 a 25 vezes superior ao dos doentes com menos de 30 anos. Por conseguinte, o risco de NPH e a necessidade de a prevenir aumentam significativamente com a idade. A nevralgia pós-herpética ocorre mais frequentemente nas mulheres.[38]

A etiologia

Após a reativação viral, o vírus do herpes zoster é transportado através do axoplasma neuronal até aos terminais aferentes periféricos, onde a sua libertação desencadeia uma reação inflamatória intensa que conduz à lesão clínica do herpes zoster. Durante o período de aproximadamente 2 dias necessário para o vírus percorrer a distância do nervo trigémeo, ocorre uma neurite intensa, que pode ser acompanhada por uma sensação de formigueiro ou ardor antes do desenvolvimento das lesões. Vários relatórios demonstraram a degeneração neuronal dos aferentes primários afectados na medula espinal, levando à perda de fibras primárias e à degeneração dos neurónios locais e secundários. Pensa-se que estas alterações degenerativas desempenham um papel importante no desenvolvimento da PHN, que persiste como dor neuropática muito depois de as lesões do zoster terem sarado.[38]

Diagnóstico

A nevralgia pós-herpética é geralmente um diagnóstico clínico baseado na história e no exame, que revelam zoster anterior com ardor, hiperalgesia e alodinia no dermatoma afetado. Uma vez que não existe qualquer vírus na região dolorosa após a cicatrização das lesões de zoster, uma cultura viral ou a determinação dos títulos de anticorpos séricos contra o herpes zoster são de pouca utilidade.[38]

Tratamento

Dado que a NPH é mais frequente em doentes com mais de 60 anos, este grupo etário deve receber o tratamento mais agressivo possível o mais cedo possível. O risco de desenvolver PHN permanente duplica se a dor durar mais de seis meses. Qualquer doente com mais de 60 anos que desenvolva herpes-zóster deve ser tratado com medicação antiviral (aciclovir, famciclovir) e um antidepressivo tricíclico (amitriptilina, nortriptilina) para reduzir o risco de PHN, uma vez que o tratamento preventivo com um antidepressivo tricíclico reduz o risco de desenvolver PHN em 50%. Infelizmente, o dentista raramente tem a oportunidade de contribuir para o tratamento preventivo, uma vez que, na maioria dos casos, os doentes visitam o seu médico devido a herpes zoster. No entanto, os antidepressivos tricíclicos devem ser prescritos o mais cedo possível no decurso da PHN. Na fase aguda do herpes-zóster, são também prescritos medicamentos corticosteróides para aliviar a neurite, embora a sua eficácia na prevenção da NPH não tenha sido claramente estabelecida.[39]

O creme de capsaicina (0,025% e 0,075%) demonstrou ser um medicamento tópico eficaz para o alívio da PHN quando aplicado na região dolorosa. A aplicação de capsaicina 2 a 3 vezes por dia decompõe a substância P, um neuropeptídeo encontrado nas fibras C nociceptivas que contribui para a inflamação neurogénica e a dor. A primeira aplicação de capsaicina pode provocar uma sensação de ardor, mas esta desaparece após a utilização repetida nas primeiras 48 a 72 horas.[39]

Dor de anestesia de dentes fantasma

Características clínicas

A dor dentária fantasma (DDP) é uma dor persistente nos dentes, na face ou no processo alveolar que ocorre após a extirpação da polpa, apicoectomia ou extração dentária. Vários relatos demonstraram que aproximadamente 3 a 4% dos pacientes submetidos a tratamento endodôntico apresentam dor ou desconforto persistente e inexplicável no dente tratado. O termo dor do dente fantasma foi cunhado pela primeira vez em 1978, embora a condição tenha sido conhecida sob vários nomes durante muitas décadas. O paciente com PTP é o que tem maior probabilidade de ter sido submetido a múltiplos tratamentos endodônticos convencionais e cirúrgicos, bem como a extracções dentárias para aliviar a dor fantasma. Este é também o doente com maior probabilidade de ser classificado pelo clínico como tendo dor psicogénica. Se a condição for reconhecida como dor neuropática e não como dor somática ou psicogénica, esse tratamento deve ser evitado imediatamente, uma vez que a dor somática não migraria de dente para dente nem persistiria após a amputação do nervo. Os doentes com PTP são frequentemente diagnosticados erradamente como tendo dor facial atípica.[38]

O doente com PTP descreve habitualmente uma dor constante, baça, profunda e dolorosa, com dores pontuais e espontâneas; não existe um período refratário. A dor ocorre num dente que foi desnervado ou extraído por tratamento de canal. A sensação fantasma é no próprio dente em falta e não no rebordo alveolar edêntulo, o que é mais corretamente descrito como dor intra-oral no coto. O paciente também pode ter uma falsa sensação do tamanho, forma ou posição do dente. Quando o tratamento é direcionado para o dente "sintomático", os sintomas propagam-se ou migram frequentemente para os dentes vizinhos; o tratamento subsequente dos dentes vizinhos resulta no mesmo padrão de migração fantasma.[38]

A etiologia

A etiologia da dor do membro fantasma em geral e da dor do membro fantasma em particular não é conhecida. No entanto, muitas das características da dor do dente fantasma são semelhantes à experiência dos membros amputados. A dor do membro fantasma em geral é um fenómeno reconhecido, embora mal compreendido, que afecta 80% dos amputados de membros no período pós-operatório imediato e durante a fase de cicatrização, e que, em menor grau, persiste na maioria dos pacientes. Existem várias teorias que explicam apenas parcialmente alguns dos fenómenos da dor fantasma, mas não existe uma teoria única que descreva todas as características. Estas teorias centram-se na neuroplasticidade patológica no SNC em resultado da intensa atividade nociceptiva aferente e da lesão neuronal após a amputação. Pensa-se que o sistema nervoso simpático desempenha um papel em várias características da dor do membro fantasma.[38]

Foi demonstrado que a amputação da polpa dentária, mais ainda do que a extração do dente, conduz à neuropatologia periférica (formação de neuromas) e à neuropatologia do SNC (degeneração dos neurónios locais e de projeção no SNC). Existem amplas provas experimentais de que o mapa sensorial da periferia pode ser imediata e permanentemente alterado após uma lesão dos tecidos e dos nervos. Esta neuroplasticidade central é o substrato fisiológico para compreender como a sensação e a dor podem "mover-se" ou propagar-se de uma área para outra. Considere-se a experiência comum da perceção real de um lábio inchado após uma anestesia maxilar anterior. Embora a perceção de um lábio inchado seja muito real, o lábio não está, obviamente, inchado, ou seja, não existe qualquer correlação física de inchaço. No entanto, o anestésico local alterou imediatamente a quantidade relativa de atividade nervosa e levou diretamente a uma perceção alterada do tamanho e da forma do corpo. Da mesma forma, uma lesão nervosa pode levar a uma alteração da atividade nervosa, resultando em dor fantasma e percepções dismórficas que têm uma base fisiológica, se não física, muito real.[38]

Talvez a teoria mais provocadora para explicar as sensações de dor fantasma seja a teoria da neuromatriz de Melzack. Esta teoria pressupõe uma neuroassinatura geneticamente determinada, mas dependente da experiência, uma representação do eu de uma pessoa algures no cérebro que, uma vez estabelecida, existe até certo ponto independentemente da existência continuada das várias partes do corpo. Esta neurosignatura pode ser acedida por qualquer número de processos neurais que contribuam para a perceção do tamanho e da forma do corpo, incluindo os que são independentes de qualquer entrada periférica. Assim, a lesão do sistema nervoso através da remoção de uma parte do corpo não elimina a consciência dessa parte do corpo, mas altera a dinâmica neurofisiológica que mantém essa consciência de forma saudável e precisa. A perceção inegável de uma alteração do tamanho ou da forma do corpo, ou da dor que emana de uma parte do corpo que não existe, é, portanto, um produto da atividade alterada do SNC e da forma como esta atividade se relaciona com a neuroassinatura de um indivíduo. Estão atualmente a ser realizadas extensas experiências psicofísicas e fisiológicas para investigar esta teoria em mais pormenor. Há poucas dúvidas de que os factores psicológicos contribuem para as sensações fantasma, mas há poucas provas de que o fantasma seja o resultado de uma doença mental.[38]

Diagnóstico

Embora a dor do membro fantasma seja provavelmente desencadeada por eventos de lesão periférica (amputação), é certamente mantida predominantemente por processos do SNC. O diagnóstico de PTP é um diagnóstico clínico baseado na história e no exame. O doente com PTP queixa-se de dor persistente, profunda, surda e dolorosa num dente desnervado ou no local de um dente extraído; não é raro que o doente tenha dificuldade em identificar o dente exato que está a doer. Ocasionalmente, pode ocorrer uma dor lancinante. O fantasma pode aparecer dias, semanas, meses ou mesmo anos após a lesão original, o que pode dificultar a identificação da lesão anterior. Não existem anomalias radiográficas e a dor não é agravada por estímulos mecânicos ou térmicos. A possibilidade de dor odontogénica local deve ser considerada e deve ser realizado um exame cuidadoso para garantir que não existe uma fonte somática de dor (fratura do dente, tratamento de canal falhado). No entanto, o clínico deve ter cuidado para não assumir uma causa odontogénica se não existirem provas que sustentem este diagnóstico e não deve iniciar o tratamento com base nesta suposição. Embora possa ser frustrante tanto para o paciente como para o médico, iniciar um tratamento inadequado com base num diagnóstico incerto não irá melhorar a condição, mas sim piorá-la. Por mais difícil que seja, é melhor não oferecer nenhum tratamento do que um tratamento inadequado.[38]

Tratamento

O tratamento da PTP é difícil e baseia-se geralmente em medicamentos locais (injecções) e orais, sempre em combinação com terapia cognitiva e aconselhamento psicológico. O doente deve ser tranquilizado quanto ao facto de a dor não ser imaginária e não indicar uma doença grave não diagnosticada (por exemplo, cancro). O doente deve ser informado sobre a natureza do problema, de modo a compreender como é que o próprio sistema nervoso pode levar a estas percepções dolorosas.

A terapêutica medicamentosa inclui a utilização de analgésicos para a dor neuropática, como os antidepressivos tricíclicos (amitriptilina, nortriptilina) e os agonistas GABA, como o baclofeno e o clonazepam.

Alguns doentes necessitam de doses diárias fixas de narcóticos orais, mas isso só deve ser feito por médicos que estejam familiarizados com as complicações médicas e de dependência do uso crónico de narcóticos. Se os outros tratamentos falharem, pode ser adequado efetuar um ensaio com o anticonvulsivo carbamazepina. Embora seja pouco provável que alivie a PTP, se o doente sentir alívio, deve considerar-se a possibilidade de o doente estar a sofrer de nevralgia do trigémeo.[38]

Um fármaco anticonvulsivo relativamente novo, a gabapentina, pode proporcionar alívio na PTP, uma vez que demonstrou ser eficaz noutras dores neuropáticas de surdeferenciação, embora nenhum estudo tenha investigado a sua utilização na PTP. Algumas autoridades recomendam injecções repetidas de um anestésico local de longa duração (sem epinefrina) em combinação com um corticosteroide de baixa dose (dexametasona); ambos demonstraram reduzir a excitabilidade neuronal nos locais de lesão nervosa. O sucesso da terapia por injeção depende da escolha do local correto para a injeção. Uma história clínica e um exame cuidadosos são essenciais para determinar a localização exacta da dor fantasma ou da dor fantasma. Para além dos locais nos dentes, existem também locais nos pontos finais das divisões do trigémeo (ou seja, supra-orbitais, infra-orbitais, nasolabiais, mentais). A eficácia de injecções repetidas na PTP ainda não foi investigada num ensaio clínico prospetivo bem concebido.[38]

Síndrome da boca ardente

Introdução.

O doente que se queixa de uma sensação de ardor na mucosa oral é um dos desafios mais difíceis para o médico. Existem vários termos para esta condição, tais como síndrome da boca ardente (o termo mais comum), estomatodinia, estomatopirose, glossopirose, glossodinia, boca dorida, língua dorida e disestesia oral. O Subcomité de Classificação das Cefaleias da Sociedade Internacional de Cefaleias define esta doença como "uma sensação de ardor intra-oral para a qual não é possível encontrar uma causa médica ou dentária" (Headache Classification Committee of the International Headache Society, 2004). Trata-se, portanto, de um diagnóstico de exclusão, que muitas vezes não é particularmente satisfatório nem para o doente nem para o médico.[41]

Apresentação clínica.

O doente apresenta-se com queixas de dor em queimadura na mucosa oral, normalmente na língua, no palato duro e/ou nos lábios. A dor ocorre geralmente de forma espontânea, mas por vezes há um evento desencadeante, como um traumatismo ou um tratamento dentário. Pode ser acompanhada de xerostomia (ou da sensação de xerostomia), disestesia e/ou disgeusia. A má qualidade de vida, a depressão, a ansiedade e/ou a somatização também estão frequentemente associadas a esta perturbação. Ocorre muito mais frequentemente em mulheres do que em homens (33:1) e é mais comum em mulheres na perimenopausa ou pós-menopausa (Lipton et al., 1993). O ardor na boca está também frequentemente associado a outras perturbações de dor crónica (Wessely et al., 1999; Zakrzewska, 1995). [42]

Diagnóstico diferencial

Como já foi referido, o diagnóstico da síndrome da boca ardente depende da exclusão de uma base orgânica demonstrável para os sintomas. Por conseguinte, devem ser consideradas e excluídas, em primeiro lugar, várias condições locais. [41]

A primeira e mais comum causa é a irritação local, ou seja, uma dentadura ou prótese rugosa irrita a língua e as bochechas. A hipersensibilidade de contacto a materiais dentários foi sugerida como um possível mecanismo, embora não tenha sido confirmada por testes de contacto (Marino et al., 2009). Os colutórios corrosivos ou os alimentos ácidos podem causar irritação generalizada da mucosa oral e hipersensibilidade. Os hábitos de morder a língua ou as bochechas também causam desconforto localizado, que pode ocasionalmente manifestar-se como uma sensação de ardor, tal como o tabagismo (Gao et al., 2009). [41]

A candidíase oral não é invulgar neste grupo de doentes. Pode ser uma infeção primária, mas é normalmente secundária a uma irritação localizada ou a uma predisposição sistémica. Embora a candidíase oral se apresente normalmente como uma lesão branca, vermelha ou mista vermelha/branca, por vezes quase não há alterações visíveis. Uma zaragatoa direta é a forma ideal de fazer este diagnóstico, em vez de colher amostras para cultura microbiológica, uma vez que o organismo, Candida albicans, está presente como um comensal na maioria das bocas. Se se suspeitar de candidíase, deve tentar-se primeiro uma terapia antifúngica, por exemplo, com micostatina. [42]

Devem também ser tidas em conta várias doenças/patologias das mucosas. Estas incluem o líquen plano, as reacções liquenóides, o penfigoide benigno da mucosa, o pênfigo e a glossite migratória. Um exame clínico visual, eventualmente seguido de uma biopsia, pode confirmar ou excluir estes diagnósticos. Do mesmo modo, as doenças virais, como o herpes simples ou o zoster, podem provocar sintomas que o doente interpreta como uma sensação de ardor. Embora estes sintomas sejam clinicamente visíveis quando as lesões eclodem, a sensação de ardor pode ocorrer como um sinal prodrómico. Embora a dor da nevralgia pós-herpética seja normalmente muito mais grave, pode ocasionalmente manifestar-se como uma sensação de ardor na mucosa oral.[42]

Distúrbios nutricionais, metabólicos ou endócrinos também podem levar a uma boca ardente. Estas incluem diabetes, hipotiroidismo, deficiência de ferro ou zinco e falta de vitaminas do complexo B, especialmente vitamina B12 (cobalamina). A deficiência de vitamina B12 é uma causa comum de anemia macrocítica (anemia perniciosa). Apenas 50% dos doentes com doença subclínica podem ser reconhecidos através do nível sérico de vitamina B12. Por conseguinte, recomenda-se a medição dos níveis séricos de ácido metilmalónico e de homocisteína como um método mais sensível de rastreio da deficiência de vitamina B12 (Oh e Brown, 2003). Estes níveis são elevados muito mais cedo na deficiência de vitamina B12.[41]

Finalmente, os doentes com xerostomia verdadeira queixam-se de ardor na boca. Pode ser um componente da síndrome de Sjögren, uma consequência da radioterapia na zona da cabeça e do pescoço, um efeito secundário da medicação ou simplesmente uma diminuição da produção de saliva, em particular da componente serosa, relacionada com a idade. [43]

Por conseguinte, o médico deve recolher uma história clínica clara e pormenorizada e efetuar um exame clínico completo, incluindo as análises laboratoriais necessárias. Um exame neurológico pode ser útil, embora a ausência de dados de base possa ser um problema, a menos que existam défices acentuados. Se forem excluídas outras causas para este sintoma e/ou se o doente não responder ao tratamento normal, o diagnóstico de SGB é adequado.[43]

Patogénese

Seria imprudente não começar com a afirmação de que a etiologia e a patogénese da síndrome da boca ardente são desconhecidas. De facto, existe um debate permanente sobre se se trata de uma perturbação fisiológica ou somatoforme. Atualmente, a maioria assume que a etiologia é multifatorial, com cada vez mais provas de uma base fisiológica. Foram detectadas alterações degenerativas axonais nas fibras nervosas terminais do glosso e foram observadas alterações sensoriais em doentes com ardor na boca, particularmente na perceção do calor, frio, sabor e estímulos nociceptivos (Formaker et al., 1998; Gremeau-Richard et al., 2004; Yilmaz et al., 2007). Também foram detectadas anomalias nos potenciais evocados somatossensoriais do trigémeo

(Gao et al., 2000). Estes e outros dados sugerem fortemente que a disfunção das fibras sensoriais aferentes de pequeno diâmetro está presente na síndrome da boca ardente. Estudos imagiológicos efectuados em doentes também indicaram alterações no sistema nervoso central (Jaaskelainen et

al., 2001; Hagelberg et al., 2003). [43]
Mais recentemente, foi levantada a hipótese tentadora de que a síndrome da boca ardente está associada a níveis alterados de esteróides gonadais, adrenais e neuroactivos. Woda et al. propuseram que a ansiedade ou o stress crónicos conduzem a uma desregulação dos esteróides adrenais, com uma redução dos esteróides adrenais que, por sua vez, leva a uma produção alterada de esteróides neuroactivos na pele, nas membranas mucosas e no sistema nervoso (Woda et al., 2009). [41]

A ligação com a menopausa é apoiada pela sugestão de que o declínio dramático dos esteróides gonadais que ocorre nesta altura altera ainda mais a produção de esteróides neuroactivos. Esta "tempestade perfeita" conduz a alterações neurodegenerativas nas pequenas fibras nervosas e nas zonas do cérebro envolvidas nas sensações somáticas. Isto explica as alterações periféricas e centrais que já foram demonstradas nesta doença. [41]

Administração
Em primeiro lugar, o médico deve excluir todos os potenciais factores locais/sistémicos, incluindo o tabagismo e a medicação (se possível), e tratar quaisquer doenças subjacentes. O segundo passo, igualmente importante, é tranquilizar o doente quanto ao facto de os seus sintomas serem reais e não fatais. Há muito que os antidepressivos são reconhecidos como a base do tratamento das perturbações de dor neuropática. A Colaboração Cochrane publicou uma excelente revisão baseada em evidências das opções de tratamento para a síndrome da boca ardente (Zakrzewska et al., 2005).[42]
Existem provas anedóticas de alguma eficácia, tanto das aminas tricíclicas como dos inibidores selectivos da recaptação da serotonina, mas isso dificilmente foi comprovado em experiências controladas. Além disso, os antidepressivos têm efeitos secundários significativos, como insónias, tonturas, problemas cardíacos e, curiosamente, xerostomia. Tanto relatos anedóticos como experimentais demonstraram que a terapia cognitivo-comportamental (TCC) conduz a uma redução dos sintomas e também não tem efeitos adversos (Bergdahl et al., 1995). Foram observadas melhorias adicionais quando a terapia cognitivo-comportamental é combinada com tratamento farmacológico. O ácido alfa-lipóico demonstrou conduzir a uma redução eficaz dos sintomas, especialmente quando combinado com a terapia cognitivo-comportamental.[42]
Os anticonvulsivantes também se tornaram recentemente mais populares no tratamento de condições de dor neuropática e, por conseguinte, também têm sido utilizados na síndrome da boca ardente. A gabapentina tem mostrado resultados mistos e estão a decorrer ensaios com a pregabalina. Relatórios e estudos sobre o clonazepam mostram [42]
algumas promessas.[42]
Até à data, parece que são necessárias doses baixas, mas a somulência e a dependência são possíveis efeitos adversos que devem ser considerados. Foram também consideradas outras modalidades. A capsaicina sistémica demonstrou aliviar a dor, mas existem efeitos adversos significativos, em particular a dor gástrica. As hormonas esteróides tópicas e os enxaguamentos anti-inflamatórios também foram experimentados, com poucas provas de eficácia na redução ou eliminação dos sintomas da síndrome da boca ardente, particularmente quando comparados com placebo ou remissão espontânea [42] [42]

Referências

1. Oral Health U.S., 2002 79-80
2. Cesar P, Contit R, Dor orofacial: Mecanismo básico e implicações para uma gestão bem sucedida 2003:11:1-7
3. ᵗʰBurket's Oral Medicine 11 Edição Página N.º 257
4. ᵗʰBell's Orofacial Pains; The Clinical Management of orofacial Pain 6 Edition Capítulo 2 página nº 13-43
5. Vann Hess J, Gybels J. C-nociceptor activity in human nerves during painful and non-painful skin stimulation. J Neurol Neurosurg Psychiatry 1981:44:600-607.
6. Dor Orofacial "A Academia Americana de Dor Orofacial" Página n.º 1-15
7. C. Gildert, V. Mohan, Pain Theories and a New Approach to Treatment (Teorias da dor e uma nova abordagem ao tratamento). Jornal da Associação Médica Nacional 1982:74
8. DeLaat A. Reflexos excitáveis na musculatura da mandíbula e o seu papel na função e disfunção da mandíbula. Uma revisão da literatura. Parte II. Conexões centrais das fibras aferentes orofaciais. J Craniomand Pract 1987:5:247-253
9. ᵗʰBell's Orofacial Pains; The Clinical Management of orofacial Pain 6 Edition Capítulo 3 página nº 49-51
10. C. Gildert, V. Mohan, Pain Theories and a New Approach to Treatment (Teorias da dor e uma nova abordagem ao tratamento). Jornal da Associação Médica Nacional 1982:74
11. ᵗʰBell's Orofacial Pains; The Clinical Management of orofacial Pain 6 Edition Chapter 8 page no. 141-193
12. Dor Orofacial Directrizes para a Avaliação, Diagnóstico e Tratamento. Academia Americana de Dor Orofacial: Capítulo 2 página 19-37
13. Scully C, Porter S. Actualizações sobre Doenças Orofaciais para a Equipa Clínica. Dor Orofacial Actualizações Dentárias 1999:410-418
14. Sarlin E, Birute A. Orofacial Pain- Part 1 Assessment and Management of Musculoskeletal and Neuropathic Causus. AACN 2005:3:333-346atment of Acute Pain and Chronoc Cancer Pain. Washington, DC: American Pain Society 1987.
15. Clark G.60 Most Medication Used For Orofacial Medication (60 medicamentos mais utilizados para medicação orofacial). cda journal , 2008: 3 6:747-767
16. ᵗʰBell's Orofacial Pains; The Clinical Management of orofacial Pain 6 Edition Chapter 9 page no. 197-239.
17. Roger J. Physical agents used by physiotherapists in the treatment of chronic pain (agentes físicos utilizados por fisioterapeutas no tratamento da dor crónica). Phy Med Rehab Clin N Am 2006:17:315-345.
18. Weatheall M. Cefaleia crónica diária Practical Neuralgia 2007:7:212-221
19. Loretta L. Diagnóstico e tratamento da dor de cabeça. JAOA 2007:107:143-149
20. Diagnóstico e tratamento da cefaleia em adultos. Uma diretriz clínica nacional.
21. Critérios diagnósticos para o diagnóstico de cefaleias. O manual do IHS para membros 1997/98
22. ᵗʰBurket's Oral Medicine 11 Edition Capítulo 11 Página n.º 289-296
23. Clark.T. Classificação, causa e tratamento da dor mastigatória e miogénica e sua gestão. Oral Maxillofacial Surg Clin N Am 2008:20:145-157
24. Yunum B, Raman K, Síndrome de fibromialgia primária e síndrome de dor miofacial. Características clínicas e patologia muscular Arch Med. 1988:63:451-455
25. Goulet J, Clacik G. Métodos de exame clínico da articulação temporomandibular. J Clif Dent Assoc. 1990:18:2533
26. Wheeler A. Condições de dor miofacial. Da Teoria à Terapia Medicamentosa. 2004:64:45-62
27. Travel G. Myofacial Pain and Disfunction, In the Trigger Points. Baltimor William e Wilkans Handbook. 1983:107-117
28. Simans D, Síndrome da dor muscular; Parte II Am J Phy Med. 1976:55:15-42

29. Dor orofacial "The American Academy of Orofacial Pain" Capítulo 11 página 139-1

30. Scott D, Lundeen T. Dor miofacial envolvendo o músculo masseter

31. Heloe B, Heiberg A, Krogstad B. Um Estudo Multiprofissional de pacientes com Síndrome de Disfunção Dolorosa Miofacial. I Ata Odontal Scand 1980:38:109-117

32. [th]Bell's Orofacial Pains; The Clinical Management of orofacial Pain 6 Edition Chapter 12 page no. 287-329

33. Stegenga Nomenclatura e classificação dos distúrbios da articulação temporomandibular. Jornal de Reabilitação Oral 2010:37:760-765

34. Jennifer J, Distúrbios da Articulação Temporomandibular American Family Physician 2007:76

35. Kathleen H, Marlind A. Dor e disfunção da articulação temporomandibular Current Pain and Headache Reports 2006:10:408-414

36. Distúrbios da ATM Departamento de Saúde e Serviços Humanos dos EUA. Instituto Nacional de Saúde

37. Rafael P et al. Uma revisão da Articulação Temporomandibular Parte II: Semiologia Clínica e Radiológica, Processo de Morbidade. Med Oral Patal Cir Bucal 2008:13:e102-109

38. Reny L Desvio interno da articulação temporomandibular. Oral Maxillofacial Surg Clin N Am 2008:11:159-168

39. Elliot V, Ramesh B. Andres P. Pharmacological management of temporomandibular disorders (Gestão farmacológica das perturbações temporomandibulares). Oral Maxillofacial Surg Clin N Am 2008:11:197-210

40. Neuralgia orofacial e dor neuropática. David A. Sirois.

41. Lopez P et al. Síndrome da boca ardente: Actualizações Med Oral Path Oral Cir. Bucal 2010:15:e562-568

42. David M, Deepika C Síndrome da boca ardente. Int J Oral Sci 2010:2:1-4

43. Gary D., Dena J., Joel B. Síndrome da Boca Ardente: Reconhecer, Compreender e Tratar. Oral Maxillofacial Surg Clin N Am 2008:11:255=271

Quadro de competição

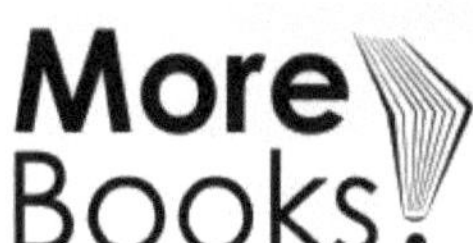

yes
I want morebooks!

Buy your books fast and straightforward online - at one of world's fastest growing online book stores! Environmentally sound due to Print-on-Demand technologies.

Buy your books online at
www.morebooks.shop

Compre os seus livros mais rápido e diretamente na internet, em uma das livrarias on-line com o maior crescimento no mundo! Produção que protege o meio ambiente através das tecnologias de impressão sob demanda.

Compre os seus livros on-line em
www.morebooks.shop

info@omniscriptum.com
www.omniscriptum.com

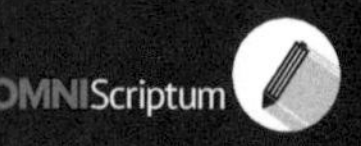

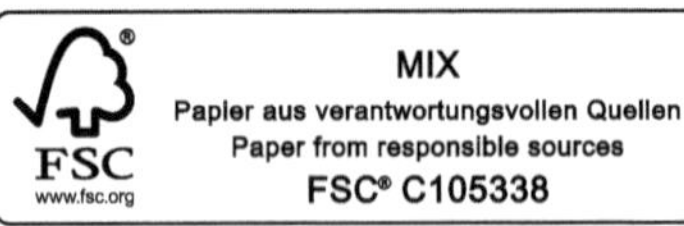
MIX
Papier aus verantwortungsvollen Quellen
Paper from responsible sources
FSC® C105338
FSC
www.fsc.org

Printed by Books on Demand GmbH, Norderstedt / Germany